Thomas Klein

Rückenschmerzen
Bandscheibenschäden
Gelenkerkrankungen

Ein Wegweiser zu Selbsthilfe
Heilung und Vorsorge

Hygeia-Verlag Dresden

Die Deutsche Bibliothek - CIP-Einheitsaufnahme
Klein, Thomas:
Rückenschmerzen, Bandscheibenschäden, Gelenkerkrankungen
Ein Wegweiser zu Selbsthilfe, Heilung und Vorsorge
Hygeia-Verlag Dresden, zweite Auflage 2009.

Das vorliegende Werk wurde sorgfältig erarbeitet.
Dennoch übernehmen Autor und Verlag für die Richtigkeit von
Angaben und Empfehlungen sowie für eventuelle Druckfehler
keinerlei Haftung.

Buchprogramm: www.hygeia.de

Es würde manches besser gehen,
wenn man mehr gehen würde.

JOHANN GOTTFRIED SEUME

Inhaltsverzeichnis

Wenn du nicht bereit bist,
dein Leben zu ändern,
kann dir nicht geholfen werden.

HIPPOKRATES

Kapitel 1

Bandscheibenschäden

Bandscheibenschäden und Gelenkerkrankungen
lassen sich vermeiden

Rückenschmerzen, Bandscheibenschäden und Gelenkerkrankungen quälen viele Menschen. Dabei ist es so einfach, diese Leiden zu verhüten, sich eine gesunde Wirbelsäule und gesunde Gelenke zu bewahren. Dieses Buch zeigt, wie Rückenschmerzen und Gelenkbeschwerden vermieden und geheilt werden können, sofern es nicht schon zu bleibenden Schäden gekommen ist. Wir brauchen nicht in erster Linie einen Arzt, sondern eine gesunde Lebensweise. Unser Körper erhält sich selbst gesund, wenn seine Bedürfnisse erfüllt werden.

Ein Bandscheibenvorfall, der nicht selten mit Querschnittslähmung endet, ist das Ergebnis einer falschen Lebens- und Ernährungsweise über viele Jahre. Ein Bandscheibenvorfall ist kein Schicksalsschlag, der sich unerwartet ereignet, sondern Folge der andauernden Mißachtung der Lebensbedürfnisse.

Beinahe alle Menschen halten sich für gesünder, als sie es in Wahrheit sind. Viele Jugendliche glauben, ihre Gesundheit sei unzerstörbar und sie hätten das ewige Leben. Entsprechend gedankenlos und leichtsinnig leben sie dahin, ohne einen Gedanken daran, was ihrem Körper zuträglich und schädlich sein könnte. Die Befragung älterer Menschen über ihre verbleibende Lebenszeit ergab, daß sie diese erheblich überschätzten. Sie starben wesentlich früher, als sie veranschlagt hatten. Die Scheingesundheit täuscht. Viele Leute sind zufrieden, wenn sie noch auf zwei Beinen stehen können, den Weg von der Haustür bis zum Auto schaffen und von Schmerzen verschont bleiben. Aber früher oder später kommt das böse Erwachen, oft plötzlich und unerwartet. Die Bandscheiben und Gelenkknorpel werden im Laufe vieler Jahre geschädigt, keine Schmerzen warnen und die Betroffenen ahnen nicht, wie sehr Bandscheiben und Gelenkknorpel schon lädiert sind. Vorgewölbte Bandscheiben lassen sich mittlerweile schon bei jedem zweiten beschwerdefreien Erwachsenen diagnostizieren.[1] Und ebenso viele leiden im Alter unter Gelenkerkrankungen.

Der amerikanische Arzt FRED MILLER hatte recht, wenn er seinen Patienten mit Nachdruck riet: „Ändern Sie Ihr Leben – noch heute; es ist später, als Sie denken."

WILLIAM MAUGHAM hat gesagt: „Die meisten Menschen geben ihre Laster erst dann auf, wenn sie ihnen Beschwerden bereiten." Aber das kann bei Bandscheiben und Gelenken zu spät sein, ganz abgesehen davon, daß wohl die meisten Menschen nicht einmal dann ihre Laster und ungesunden Gewohnheiten aufgeben, wenn sie ihnen schlimmste Beschwerden bereiten.

Die Gesundheit wird uns geschenkt. Aber nur mit Verstand und Weisheit kann sie erhalten werden. Dieses Buch vermittelt das Wissen für gesunde Bandscheiben und Gelenke.

Die Gesundheit liegt in unseren eigenen Händen. Wir selbst sind unseres Glückes Schmied.

Als Sportlehrer war Werner bis Mitte dreißig ein aktiver Sportler. Außer Sportverletzungen wie Bänderrisse, Prellungen, Verstauchungen, Muskelzerrungen litt er aufgrund falscher Ernährung häufig an Grippe, Stirnhöhlenkatarrh, Migräne und an Heuschnupfen.

Mit 36 Jahren begannen die Schmerzen in der Lendenwirbelsäule, anfangs plötzlich einschießend, später dauernd. Werner mußte im Stufenbett schlafen und konnte nicht mehr lange sitzen. Mit 42 Jahren hatte er zwei Bandscheibenvorfälle zwischen den Lendenwirbeln. Mit 43 Jahren wurden die Kniescheibenprobleme (Chondropathia patellae) so schlimm, daß er nur noch mit Stöcken bergab gehen konnte. Auch beim Absteigen der Treppen mußte er sich mit Stökken behelfen. Mit 46 Jahren wurden chronische Polyarthritis und Gicht festgestellt.

Die Lendenwirbelsäule und alle Gelenke schmerzten zunehmend und die Qualen verschlimmerten sich von Jahr zu Jahr. Werner war morgens mitunter so steif, daß er Hilfe beim Anziehen benötigte. Die Feinmotorik war beeinträchtigt. Als Lehrer fiel ihm mitunter die Kreide aus der Hand, weil er sie nicht mehr richtig festhalten konnte.

Auch mit 50 Jahren hatten sich die beiden Bandscheibenvorfälle nicht gebessert. Ein Röntgenbild hatte gezeigt, wie eine Bandscheibe zu einem Drittel in den Rückenmarkskanal hineindrückte. Das war mit anhaltend starken Schmerzen, häufigen Arztbesuchen und langer Bettlägerigkeit verbunden. Später wurde noch Fibromyalgie, chronische Müdigkeit (Chronic-Fatigue-Syndrom, CFS) sowie beginnende Diabetes diagnostiziert. Spritzen mit Schmerzmitteln betäubten die Rückenschmerzen nur für kurze Zeit. Entzündungshemmende Medikamente blieben ohne Erfolg für die Gelenke, ebenso Krankengymnastik und Thermalbäder. Die Knie mußten bandagiert und beim Gehen ein Stützmieder mit Stahleinlage um die Hüfte geschnallt werden. Den Lehrerberuf mußte er aufgeben. Die Ärzte attestierten im 53. Lebensjahr dauerhafte Berufsunfähigkeit und kamen in ihren Gutachten zu dem Schluß, daß mit einer Besserung des Zustandes aus ärztlicher Sicht nicht zu rechnen sei. An körperliche Aktivität war nicht mehr zu denken. Die Frau mußte zu Hause alle Arbeiten bewältigen.

Das Leben schien gelaufen, aber nach der Lektüre des Buches „Urmedizin" von Franz Konz keimte Hoffnung. Die Ernährung wurde versuchsweise auf Obst, Gemüse, Grünblattsalate und Kräuter umgestellt und mit einer natürlichen Lebensweise begonnen. Die Lektüre weiterer Bücher stärkte den Entschluß, die empfohlene vegetarische Rohkost-Ernährung auszuprobieren. In der Tat verschwanden nach und nach ausnahmslos alle Leiden und Krankheiten. Kraft, Ausdauer und Jugendlichkeit kehrten zurück. Werner macht 2008 mit 65 Jahren einen durchtrainierten und athletischen Eindruck (Körpergewicht 62 kg bei 180 cm Körpergröße) und kann den ganzen Tag im Garten und im Wald schwer arbeiten, Holz hacken, wandern und sogar wieder Gitarre spielen. Ein Haus wurde mit eigenen Händen gebaut. Früher mußte ihm die Frau die Koffer tragen, heute kann er – nicht nur im übertragenen Sinne – seine Frau wieder auf Händen tragen!

Diesem Patientenschicksal ließen sich weitere anfügen. Wichtig ist die Erkenntnis, daß unser Körper bei richtiger Ernährung und Lebensweise ein erstaunliches Regenerationsvermögen besitzt, das es zu nutzen gilt. Möge dieses Patientenschicksal die Unentschlossenen ermutigen!

„Bleibe der Natur nahe, und die ewigen Gesetze werden dich beschützen", hat MAX GERSON gesagt, der von ALBERT SCHWEITZER als das größte medizinische Genie bezeichnet worden ist. Max Gerson hatte nämlich Albert Schweitzer die natürliche Ernährung verordnet und ihn so von Diabetes befreit, sowie Schweitzers Frau auf die gleiche Weise von Tuberkulose geheilt. Der Nobelpreisträger Albert Schweitzer war damals wohlgemerkt selbst ein weltweit anerkannter und geschätzter Arzt.

Bandscheibenschäden –
ein häufiges und gefährliches Leiden

Immer mehr Menschen leiden heute unter Rückenschmerzen, Bandscheibenschäden oder unter einer Verkrümmung der Wirbelsäule. Zunehmend trifft es jüngere Menschen, und die Beschwerden nehmen gewöhnlich mit dem Alter zu. Inzwischen leidet schon jeder zweite beschwerdefreie Erwachsene unter einer Bandscheibenvorwölbung. Geschädigte Bandscheiben können im fortgeschrittenen Stadium das Leben zur Hölle machen; denn anhaltend starke Schmerzen verderben die Lebensfreude. Zudem ist ein Bandscheibenvorfall eine gefährliche Sache. Die Nerven im Rückenmark können abgequetscht werden und zu einer Querschnittslähmung führen. Bettlägerigkeit, Verfall und Siechtum können die Folge sein.

Vorzeitiger Rentenbeginn wird in der Hälfte aller Fälle mit Rückenschmerzen begründet. Bandscheibenschäden haben daran einen großen Anteil und die Rentenkassen hohe zusätzliche Ausgaben. Auch den Krankenkassen entstehen hohe Kosten für die langwierigen und teuren orthopädischen Behandlungen. Zudem gehen Wissen, Fähigkeiten und Berufserfahrungen durch den vorzeitigen krankheitsbedingten Ruhestand verloren.

Zwanzig Prozent aller Krankentage und Arbeitsausfälle werden auf starke Rückenschmerzen und lädierte Bandscheiben zurückgeführt. Bandscheibenschäden sind mittlerweile zu einer Volkskrankheit geworden: Die Behandlungskosten belaufen sich in Deutschland auf jährlich 20 Milliarden Euro und etwa 75 Millionen Arbeitstage gehen verloren. Bei der AOK wurden im Jahre 1998 noch 82 Operationen wegen Rückenschmerzen und Bandscheibenleiden pro 100 000 Versicherten abgerechnet, 2003 waren es schon 127 Operationen – ein Zuwachs von mehr als 50 Prozent in nur fünf Jahren. Wird diese Zahl auf Deutschland hochgerechnet, so ergeben sich 104 000 Bandscheiben-Operationen im Jahre 2003. Zehn Jahre zuvor waren es lediglich 49 000.[2] Die Zahl der Operationen hat sich somit mehr als verdoppelt. Natürlich liegt das nicht nur daran, daß immer mehr Menschen an geschädigten Bandscheiben leiden. Auch das Aufkommen minimal-invasiver Operationsmethoden läßt die Hemmschwelle für einen operativen Eingriff sinken. Zudem bestimmt in der über Zwangsversicherungen finanzierten Medizin oft das Angebot die Nachfrage: Je mehr Neurochirurgen und Orthopäden, desto mehr Bandscheiben-Operationen werden durchgeführt.

Aufbau und Funktion
von Wirbelsäule und Bandscheiben

Die Wirbelsäule des Menschen besteht aus 33 ringförmigen Knochen, den Wirbeln, die mit Facettengelenken verbunden sind. Zwischen den Wirbeln befinden sich die Bandscheiben. Durch die Wirbellöcher verläuft das Rückenmark. Insgesamt gibt es 24 bewegliche Wirbel: Sieben Halswirbel, zwölf Brustwirbel, an denen die Rippen befestigt sind, und fünf große Lendenwirbel. Darunter befindet sich das Kreuzbein, das aus fünf miteinander verwachsenen Wirbeln besteht und an dem mittels Gelenken die Beckenknochen ansetzen. An das Kreuzbein schließt sich das verkümmerte Steißbein an, das beim Menschen aus vier oder fünf zusammengewachsenen Wirbeln besteht. Am Steißbein beginnt bei Tieren der Schwanz.

Wirbelkörper und Bandscheiben werden nach unten immer größer, weil sie dort höhere Belastungen zu tragen haben. 31 Nervenpaare treten seitlich aus den Löchern zwischen den Wirbeln. Die Signalübermittlung zwischen Gehirn und allen Organen und Geweben läuft über das Rückenmark und diese 31 Nervenpaare (Spinalnerven). Bei den Facettengelenken greifen die beiden nach oben gerichteten Gelenkfortsätze eines jeden Wirbels in die Aussparung des darüber befindlichen Wirbels. Die Facettengelenke sind durch eine Vielzahl von Bändern elastisch miteinander verbunden, aber auch so fest, daß sie nicht herausspringen können. Die einzelnen Facettengelenke besitzen keinen großen Bewegungsspielraum, gemeinsam jedoch verleihen sie der Wirbelsäule eine große Beweglichkeit. Der Oberkörper kann deshalb gut nach vorn gebeugt werden, einigermaßen zur Seite und auch etwas nach hinten. Am beweglichsten sind die sieben Halswirbel. Die Facettengelenke sind nicht dafür ausgelegt, das Körpergewicht zu tragen. Dies ist die Aufgabe der Bandscheiben.

Neben den beiden nach oben gerichteten Gelenkfortsätzen besitzen die Wirbelkörper zwei Querfortsätze und einen nach hinten gerichteten Dornfortsatz. Die Halswirbel weisen zudem je zwei vordere und hintere Höcker auf. An all diesen Fortsätzen und Höckern sind eine Vielzahl von Bändern in unterschiedlichen Richtungen befestigt, welche die Wirbel um so stärker zurückziehen, je weiter sie aus ihrer Normallage entfernt sind. Die Bänder verhindern, daß sich die Wirbel zu sehr voneinander entfernen und zu sehr abgewinkelt werden. Dadurch besteht für das Rückenmark keine Gefahr, abgequetscht oder abgeknickt zu werden. An den Fortsätzen sind zudem viele unterschiedliche Muskeln befestigt, die den Oberkörper in die gewollte Richtung beugen und ihn in dieser Lage halten. All diese vielen Muskeln arbeiten perfekt zusammen, wenn wir unseren Rumpf bewegen. Wir nehmen diese bewundernswerte Koordinationsleistung als selbstverständlich hin, weil wir uns nicht bewußt darum kümmern müssen und alles unbewußt über das Nervensystem gesteuert wird.

Bei Fehlernährung und Bewegungsmangel verlieren die Bänder mit zunehmendem Alter allmählich ihre Elastizität. Die Beweglichkeit der Gelenke und der Wirbelsäule läßt nach. Deshalb machen ältere Menschen oft einen steifen Eindruck. Das muß aber nicht sein. Mit Gymnastik, Yoga und Bewegung kann die Versteifung gebremst werden, während sie durch Fehlernährung begünstigt wird. Bei richtiger Ernährung und regelmäßiger Bewegung bleibt man dagegen bis ins Alter gelenkig und beweglich.

Die Wirbelsäule ist sehr stabil gebaut, um Kopf und Körper aufrecht zu halten und die Erschütterungen beim Gehen, Rennen und Springen zu dämpfen. Zugleich ist sie recht beweglich – ein Wunderwerk der Natur, wie alles in unserem Körper. Als unsere Vorfahren vor vielen Hunderttausenden von Jahren begannen, aufrecht zu gehen, war dies eine bemerkenswerte Neuerung in der Evolution, die uns überhaupt erst zu Menschen werden ließ. Die Anpassung an den aufrechten Gang glückte. Die Hände waren frei. Gehirn und Hand konnten sich im Zuge einer beeindruckenden Koevolution entwickeln. Besonders das große Gehirn und die geschickten Hände brachten dem Menschen schließlich große Vorteile im Kampf ums Überleben. Unsere Wirbelsäule, die sich von der der Vierbeiner unterscheidet, war eine der entscheidenden Voraussetzungen für die Entwicklung zum Menschen.

Die 23 Bandscheiben liegen wie Kissen zwischen den 24 beweglichen Wirbelkörpern und fangen alle Stöße elastisch ab, damit die Wirbel keinen Schaden nehmen. Die Bandscheiben werden auch Zwischenwirbelscheiben genannt. Sie bestehen aus einem weichen Gallertkern, der sich unter Druck zwar verformen, aber nicht zusammendrücken läßt. Ein kräftiger Faserring aus straffem Bindegewebe umschließt den Gallertkern zwiebelartig in mehreren Schichten. Die Bandscheiben sind oben und unten mit einer knorpeligen Platte abgedeckt. Darauf lasten die Wirbelkörper. Bei jeder Beanspruchung und Belastungsänderung verschiebt sich der Gallertkern und verteilt die Drucklast gleichmäßig, so daß jede punktuelle Überlastung der Wirbel vermieden wird. Der Gallertkern trägt etwa drei Viertel der Belastung, der Faserring das restliche Viertel.

Die elastischen Bandscheiben pressen zudem die Wirbelkörper gegeneinander, um diese im Verbund mit den Bändern in ihrer Lage zu fixieren. Das ist notwendig, damit die Facettengelenke keine Gewichtslast zu tragen haben. Schwinden die Bandscheiben, dann haben die zarten Facettengelenke zunehmend einen Teil der Gewichtslast zu tragen, wofür die Gelenke nicht ausgelegt sind. Die Knorpel der Facettengelenke verschleißen bei solch unnatürlicher Belastung ziemlich schnell, woraus sich schließlich Wirbelgelenksarthrose ergibt.

Die Bandscheiben müssen prall mit Flüssigkeit vollgesogen sein, damit die seitlichen Zwischenwirbellöcher groß genug bleiben und die durch diese Löcher laufenden Spinalnerven nicht gedrückt oder gar gequetscht werden. Denn das ist der Grund für Ischiasschmerzen und Kreuzschmerzen. Zur Vermeidung derartiger Schmerzen ist die Gesunderhaltung der Bandscheiben erforderlich.

Die vorderen und hinteren Längsbänder fixieren die Bandscheiben in ihrer Lage, wobei die hinteren Bänder, die mit der Bandscheibe verwachsen sind, weniger elastisch sind als die vorderen. Deshalb kann die gesunde Bandscheibe nicht nach hinten gegen das Rückenmark gedrückt werden. Wenn die Bandscheibe zusammengepreßt wird, so schiebt sie sich nach vorn und etwas zur Seite, aber nicht nach hinten.

Mit jeder Bewegung der Wirbelsäule verändern sich Belastungsverhältnisse und die Lage der Wirbelkörper zueinander: Die Bandscheibe wird zusammengepreßt und ein Pumpmechanismus wird in Gang gesetzt, bei dem Gewebeflüssigkeit aus der Bandscheibe herausgepreßt und bei Entlastung wieder aufgesaugt wird. Auf diese Weise wird das Knorpelgewebe der Bandscheibe mit Nährstoffen versorgt und von den Stoffwechselgiften der Knorpelzellen befreit. Um die lebenslange Funktionsfähigkeit der Bandscheiben zu erhalten, ist es notwendig, diesen Pumpmechanismus täglich mehrmals zu betätigen, indem die Wirbelsäule bewegt wird. Nur so kann, die richtige Ernährung vorausgesetzt, die Elastizität des Gallertkerns und die Reißfestigkeit und Elastizität des Faserringes erhalten werden. Andernfalls, wenn infolge falscher Ernährung und ständigen Sitzens die Reißfestigkeit des Faserringes allmählich nachläßt, droht früher oder später ein Bandscheibenvorfall, bei dem der Faserring aufreißt und der Gallertkern gegen die Nerven des Rückenmarks drückt. Im schlimmsten Fall können die Rückenmarksnerven abgequetscht werden und eine Querschnittslähmung die Folge sein.

Die Bandscheiben zwischen den Lendenwirbeln sind größer als die zwischen den Halswirbeln, weil sie eine größere Gewichtslast zu tragen haben. Insgesamt ergeben die 23 Bandscheiben übereinander gelegt eine Höhe von etwa 15 Zentimetern. Abends nach einem anstrengenden Tag sind wir oft ein oder zwei Zentimeter kleiner, weil die Bandscheiben durch ständige Druckbelastung während des ganzen Tages Wasser und damit an Spannkraft verloren haben. In der Nacht regenerieren sie sich wieder und saugen sich mit Flüssigkeit voll, so daß wir wieder unsere Normalgröße erreichen. Wenn alte Menschen allmählich kleiner werden, so liegt das neben dem Schwund an Knochenmasse in den Wirbelkörpern auch an der Degeneration und am Schrumpfen der Bandscheiben – eine Erscheinung, die weniger am Alter liegt, als vielmehr an Bewegungsarmut und Fehlernährung.

Die Aufgaben der Bandscheiben:

1. Stoßdämpfer. Die Bandscheiben dämpfen Stöße beim Gehen, Laufen und Springen, soweit diese nicht schon über die Füße, die Knie- und Hüftgelenke abgefangen werden. Vor allem das empfindliche Gehirn wird vor Erschütterungen bewahrt. Auch die doppelte S-Form der Wirbelsäule, die wie eine Feder wirkt, hilft dabei.

2. Beweglichkeit der Wirbelsäule. Die Bandscheiben erlauben die Krümmung der Wirbelsäule besonders nach vorn, aber auch zur Seite, und geringfügig nach hinten.

3. Druckverteilung. Die Bandscheibe verteilt den Druck gleichmäßig auf die Wirbelkörper, egal wie die Wirbelsäule gekrümmt ist.

4. Abstandshalter. Gesunde Bandscheiben pressen die Wirbelkörper gegeneinander und fixieren sie im Verbund mit den Bändern in ihrer Lage. Die Bandscheiben entlasten die Facettengelenke, damit diese keine Gewichtslast zu tragen haben.

5. Schutz für die Spinalnerven. Gesunde, prall mit Flüssigkeit gefüllte Bandscheiben sorgen als Abstandshalter auch dafür, daß die Zwischenwirbelöffnungen groß genug für den seitlichen Durchtritt der Spinalnerven bleiben.

6. Gegendruck zu Bändern und Muskeln. Gesunde Bandscheiben, die gut mit Flüssigkeit versorgt sind, entlasten die Rückenmuskeln.

Der Bandscheibenvorfall – eine gefährliche Sache

Ein Bandscheibenvorfall kommt meist unerwartet für den Betroffenen. Plötzlich sticht ein Wahnsinnsschmerz in der

Lendengegend. Die Sinne vergehen vor Schmerz. Der vorgeschädigte Faserring ist durch eine unglückliche Bewegung aufgerissen, den Gallertkern hat es nach hinten herausgequetscht, er drückt nun gegen das Rückenmark und verursacht diese furchtbaren Schmerzen. Unter Umständen drückt die Bandscheibe so stark, daß das Rückenmark abgequetscht wird. Eine Querschnittslähmung ist die Folge. Das restliche Leben spielt sich danach im Rollstuhl ab. Bei jedem vermuteten Bandscheibenvorfall ist sofort zu handeln: Die Patienten müssen sich hinlegen, die Wirbelsäule ist zu entlasten und der Notarzt zu rufen.

Eine Schädigung der Bandscheiben läßt sich vermeiden. Mit der richtigen Ernährung und durch regelmäßige Bewegung lassen sich Festigkeit und Elastizität des Knorpelgewebes im Faserring bis ins Alter erhalten und Bandscheibenvorfälle verhüten.

Auch diejenigen, die einen minder schweren Bandscheibenvorfall oder nur eine Bandscheibenvorwölbung erlitten haben, bei welcher der Faserring nur geschädigt, aber noch nicht gerissen ist, brauchen die Hoffnung nicht aufzugeben. Unser Körper besitzt ein erstaunliches Regenerationsvermögen, wenn wir für die richtigen Bedingungen sorgen. Das heißt zunächst vor allem beständige Ruhelage und Entlastung der geschädigten Bandscheiben sowie Zufuhr aller Nährstoffe, die zum Aufbau und zur Regeneration des Knorpels gebraucht werden. Sobald sich der Patient wieder bewegen kann, sollte vorsichtig mit leichter und passiver, aber regelmäßiger Bewegung begonnen werden, damit der Pumpmechanismus möglichst oft betätigt wird. Nur so kann das Knorpelgewebe gut mit Nährstoffen versorgt und von Stoffwechselgiften befreit werden.

Die Möglichkeiten der Medizin sind begrenzt, die Risiken chirurgischer Eingriffe beträchtlich und nur in begründeten Notfällen gerechtfertigt. Auf einem Wirbelsäulen-Kongreß in England wurden 220 Orthopäden und Neurochirurgen wegen ihrer Rückenschmerzen befragt. Kein einziger der Fachärzte wollte sich deswegen operieren lassen. Alle scheuten das Messer des Kollegen.[3] Sie kennen die hohe Komplikationsrate bei Bandscheiben-Operationen. Kein anderer Zweig der Medizin, so urteilt ein Fachbuch, habe mehr menschliche Wracks hervorgebracht als die Wirbelsäulenchirurgie. Heutzutage sind die Operationen nicht mehr so riskant wie früher, aber immer noch gefährlich genug. Bei einem schweren Bandscheibenvorfall kann allerdings eine Operation unumgänglich sein, um hoffentlich noch etwas zu retten.[4]

Ein operativer Eingriff in das empfindliche Wirbelsäulensystem wiegt schwer. Die Belastung durch Röntgenstrahlung und radioaktive Kontrastmittel ist hoch. Die am Rückgrat festgewachsenen Muskeln müssen gelöst werden. Das durchschnittene Muskel- und Bandgewebe vernarbt nach dem Eingriff und die Narben können wiederum selbst auf die Nerven drücken und Schmerzen verursachen. Die Operation mindert die Belastbarkeit des betroffenen Wirbelsäulensegments. Die Wirksamkeit des Pumpmechanismus verschlechtert sich, wenn von der Bandscheibe etwas weggeschnitten wird und sie vernarbt. Die Bandscheibe vermag sich nicht mehr so gut mit Nährstoffen und Flüssigkeit zu versorgen und kann noch schneller degenerieren, vor allem, wenn die schädigenden Lebensgewohnheiten beibehalten werden. Die Bandscheibe schwindet, wird flacher und vermag nicht mehr so gut gegen die Wirbelkörper zu pressen. Die Wirbel werden nicht mehr perfekt in ihrer Lage stabilisiert und die benachbarten Bandscheiben werden stärker beansprucht, was wiederum deren Verschleiß begünstigt. Die Operation beschleunigt so die weitere Degeneration und erfordert oft weitere Eingriffe. So ist zu erklären, daß nach einer Operation viele Patienten nicht dauerhaft schmerzfrei bleiben. Richtig wäre es, mittels natürlicher Ernährung und täglicher Bewegung Operationen möglichst zu vermeiden.

Die Wirbelsäule des Menschen wird angesichts der vielen Bandscheibenleiden von manchen Leuten als Fehlkonstruktion angesehen. Aber das ist falsch. Die Wirbelsäule bleibt bei natürlicher Lebensweise gesund und erfüllt ihren Dienst bis ins hohe Alter. Die Ursachen für die Bandscheibenbeschwerden liegen nicht im aufrechten Gang, sondern im langen und ununterbrochenen Sitzen, im Bewegungsmangel und in der Fehlernährung.

Bewegung verhütet Bandscheibenschäden

Bei Jugendlichen können die Bandscheiben eine statische Gewichtslast von 800 Kilogramm tragen. Das ist auch notwendig, denn Erschütterungen und Stöße können enorme dynamische Spitzenbelastungen mit sich bringen, ebenso die Quetschung der Bandscheiben beim Beugen des Rumpfes. Bei älteren Menschen halten die Bandscheiben oft nur noch die halbe statische Gewichtslast aus, mitunter sogar noch weniger. Das liegt jedoch nicht am Alter, sondern am Bewegungsmangel. Wichtig zu wissen ist, daß die Bandscheiben allmählich degenerieren, wenn sie im Laufe der Jahre zu wenig und zu selten dynamische Belastung durch Bewegung erfahren. Dadurch verlieren die Bandscheiben nach und nach ihre Elastizität und der Faserring seine Spannkraft. Der Faserring besteht aus Kollagenfasern, deren Festigkeit und vernetzte Knäuelung sich bei täglich wiederholter Belastung verbessert. Hierzu sind Ausdauerbelastungen am besten geeignet: Ideal sind zügiges Gehen und lockeres Laufen. So wird der Faserring ebenso gekräftigt wie die belasteten Sehnen, Bänder und Gelenkknorpel. Gleiches gilt für die Längsbänder, welche die Bandscheiben in ihrer Lage halten. Die Längsbänder werden durch tägliches Ausdauertraining, durch Laufen und mehrstündiges Gehen gestärkt. Das Sprichwort – wer rastet, der rostet – trifft die Sache. Bandscheibenbeschwerden sind somit keine Verschleißerscheinung, sondern im Gegenteil eher auf Bewegungsarmut zurückzuführen. Schonung und körperliche Trägheit sind neben Fehlernährung die größten Gefahren für unsere Bandscheiben.

Worauf ist bei der Bewegung zu achten? Gehen ist unsere natürliche Fortbewegungsart, elastisches und flottes Gehen trainiert die Bandscheiben. Wir sollten deshalb täglich zumindest einen längeren Spaziergang absolvieren und jede Gelegenheit zu einer Wanderung ergreifen. Jeder Gang, jedes Treppensteigen ist von Vorteil. Die tägliche Bewegung zählt und nicht die gelegentliche Gewalttour am Wochenende. Alle Sportarten, die das Laufen erfordern, sind zu empfehlen.

Neben dem Gehen verspricht das lockere Laufen das beste Bandscheibentraining. Bei einem einstündigen Lauf schwingt die Wirbelsäule einige tausendmal sanft nach vorn, zugleich abwechselnd nach links und rechts. Die Wirbelsäule wird bei jedem Schritt torsionsartig nach links und rechts verwunden. Jedesmal wird der Pumpmechanismus aller Bandscheiben wohldosiert betätigt. Wichtig ist es, nicht schnell zu rennen, sondern leicht zu traben, so schnell, daß wir dabei reden könnten, ohne außer Puste zu geraten. Wir sollten etwa halb so schnell sein wie bei einem 5- oder 10-Kilometerlauf in Bestzeit. Eine Stunde lockeres Laufen dürfte dabei für die Erhaltung gesunder Bandscheiben ebenso wirksam sein wie zwei bis drei Stunden Gehen. Lockeres Laufen ist demnach mit intensiverer Bewegung verbunden und spart Zeit.

Anfänger, die noch nicht durchlaufen können, sollten 50 Meter locker laufen, dann 50 Meter gehen, dann wieder 50 Meter laufen und so fort – insgesamt etwa eine Stunde täglich. Danach wird die Distanz verdoppelt: 100 Meter laufen, 100 Meter gehen, dann 200 Meter laufen ... schließlich 400 Meter laufen und 400 Meter gehen. Später wird die Laufdistanz von etwa 400 Metern beibehalten, aber die Gehdistanz nach und nach verkürzt, bis eine Stunde locker durchgelaufen werden kann. Mit dieser Methode sind selbst alte Menschen noch zu Läufern geworden und konnten den untrainierten Jugendlichen davonlaufen. Zusammenfassend ist zu sagen: Die Bandscheiben erhalten ihre Funktionsfähigkeit am besten mittels sanfter Ausdauerbelastung. Tempoläufe und Verausgabung bei Training und Wettkampf bringen den Bandscheiben keinen Gewinn.[5]

Beim Radfahren wird der Pumpmechanismus der Bandscheiben weniger betätigt als beim Gehen. Die Wirbelsäule wird kaum bewegt und es treten nur die Beine. Das Fahrrad ist jedoch bestens geeignet, die Wege im Alltag zeitsparend zu erledigen und bei kurzen Strecken das Auto zu ersetzen.

Unsere Vorfahren haben sich bei der Nahrungssuche oft gebückt. Sie sind auf Bäume geklettert, um Früchte zu pflükken. Bewegung dieser Art bieten neben Garten- und Hausarbeit auch Gymnastik und Yoga. Auf häufige und vielseitige Bewegung der Wirbelsäule kommt es an, damit sich der Gallertkern der Bandscheibe jedesmal mit Flüssigkeit vollsaugen kann und elastisch bleibt, damit die Kollagenfasern des Bandscheibenringes sowie die Längsbänder gekräftigt werden und ebenfalls elastisch und reißfest bleiben. Gymnastik vermag jedoch nicht das Gehen und Laufen zu ersetzen, ebenso wenig die mehrstündige Arbeit in Haus und Garten.

Der Mensch ist nicht zum langen, ununterbrochenen Sitzen geschaffen. Die Schädigung und Degeneration der Bandscheiben geschieht anfangs unbemerkt. Keine Beschwerden warnen. Wenn der Rücken nach einer anstrengenden Arbeit schmerzt, dann wird es höchste Zeit, sich fortan häufiger zu bewegen, weniger zu sitzen und seinen Bandscheiben mehr Ruhe im Liegen zu gönnen. Hexenschuß und Schmerzen sollten als Warnung verstanden werden. Die Bandscheiben sind schon geschädigt und es bedarf dringend der Vorsorge, damit sich ihr Zustand wieder bessert.

Beschwerdefreiheit darf nicht zu Sorglosigkeit verführen. Heutzutage leidet fast jeder Mensch im fortgeschrittenen Alter unter Bandscheibenschäden, wenn er vorwiegend sitzt, sich kaum bewegt und sich auch noch falsch ernährt. Jeder zweite beschwerdefreie Erwachsene leidet bereits unter einer Bandscheibenvorwölbung.[6] Viele Ahnungslose, die nie Schmerzen verspürten, ereilt plötzlich ein Bandscheibenvorfall. Ja, es gibt nicht wenige Fälle, bei denen es „unerwartet", wie ein Blitz aus heiterem Himmel, zu einem Bandscheibenvorfall mit Querschnittslähmung gekommen ist.

Zur Vermeidung von Bandscheibenschäden kommt es auf den ständigen Wechsel der Belastung an und auf die Vermeidung anhaltend einseitiger Belastung, wie beim langen Sitzen oder Stehen. Ebenso wichtig ist es, seiner Wirbelsäule hin und wieder Entlastung zu gewähren und sich hinzulegen.

Die folgende Übersicht zeigt, worauf im einzelnen geachtet werden sollte:

1. Nicht zu lange sitzen. Die meisten Menschen sitzen viele Stunden am Schreibtisch, im Auto, vor dem Fernseher. Langes, ununterbrochenes Sitzen verhindert, daß sich die Bandscheiben mit Flüssigkeit vollsaugen, daß das Knorpelgewebe im Faserring mit Nährstoffen versorgt und von Stoffwechselgiften befreit wird. Die Lage der Wirbel zueinander muß sich möglichst oft ändern, damit der Pumpmechanismus der Bandscheiben betätigt wird.

2. Kurze, aber häufige Bewegungspausen. Unser Körper ist nicht geschaffen für stundenlange einseitige Belastung. Langes Sitzen kann ebenso zur Qual werden wie langes Stehen. Sogar ständiges Liegen ist ungünstig für den Rücken. Nutzen wir daher jede Gelegenheit zum Gehen und Treppensteigen. Im Büro bieten sich Entspannungs- und Dehnungsübungen an. Die Häufigkeit ist entscheidend, weniger die Dauer.

3. Vielseitige Bewegung. Gymnastik, Yoga, Arbeit in Haus und Garten und vor allem athletische Sportarten, die vielseitige Bewegung erfordern. Die Bandscheiben brauchen jeden Tag das Gehen und Laufen. Die Wirbelsäule schwingt mit jedem Schritt, nach vorn, zur Seite und wird jedesmal leicht verdreht, und das einige tausend Mal pro Stunde. Das ist weitaus besser als Gymnastik oder Yoga, selbst wenn die Wirbelsäule bei diesen Übungen weit gebeugt wird. Gymnastik und Yoga sind nur mit wenigen Lastwechseln verbunden, so daß solche Übungen zwar zu empfehlen sind, aber keinen Ersatz für das Gehen und Laufen bieten. (Gute Übungen sind in dem Buch „ Yoga für jeden" von Karen Zebroff zu finden.)

4. Ausdauerbelastung anstreben. Aufgrund der hohen Zahl von Belastungsimpulsen sind alle Ausdauersportarten bestens geeignet, die Gesundheit und Funktionstüchtigkeit der Bandscheiben zu erhalten. Mit jedem Belastungsimpuls wird der Pumpmechanismus betätigt.

Bei vorgeschädigten Bandscheiben sollten stauchende Belastungen vermieden werden, etwa Gewalttouren beim Wandern, Laufen auf Asphalt oder Radfahren auf holpriger Straße. Beim Radfahren sollte der Oberkörper etwa in einem Winkel von 45° nach vorn gebeugt werden, damit Erschütterungen besser abgefangen werden. Beim Radfahren mit aufrechtem Oberkörper übertragen sich die Stöße über das Gesäß mit voller Wucht direkt auf die Bandscheiben.

5. Das Liegen gegenüber dem Sitzen bevorzugen. Für das Lesen empfehlen sich Sofa oder Liegestuhl. Die Bandscheiben werden beim Liegen entlastet. Deren Druckbelastung ist beim Sitzen acht- bis zwölfmal höher als beim Liegen. Ein Lesesofa gehört daher in jedes Wohnzimmer und eigentlich auch in jedes Büro.

6. Gelegentliches Stehen ist besser als ständiges Sitzen. Stehen ist mit einer geringeren Belastung für die Bandscheiben verbunden als das Sitzen. Wer den ganzen Tag Büroarbeit erledigen muß, sollte jederzeit an ein Stehpult wechseln können. Ingenieure standen früher am Zeichenbrett, heute sitzen sie oft nur noch vor dem Bildschirm, eine Arbeitshaltung, die schlecht für die Bandscheiben ist und Kreativität und Arbeitsfreude beeinträchtigen kann. Weitblickende Unternehmer gewähren deshalb ihren Beschäftigten im Büro das abwechselnde Sitzen und Stehen. Die Büroangestellten ermüden dann nicht mehr so schnell und leisten letztlich mehr, vor allem am Ende des Arbeitstages. Sie fühlen sich zufriedener; und ältere Arbeitnehmer werden seltener wegen Rückenschmerzen und Bandscheibenproblemen krank.

Liegen, entspannt in der Rückenlage	10 – 20 %
Liegen, in der Seitenlage	50 %
Stehen, aufrecht und entspannt	100 %
Stehen, vorgeneigt	150 %
Sitzen, bequem und aufrecht	150 – 200 %
Sitzen, vorgeneigt	200 – 275 %

Belastung der Bandscheiben im Vergleich zum aufrechten Stehen.

7. Die Körperhaltung öfters wechseln. Die Körperhaltung sollte geändert werden, spätestens wenn die gegenwärtige Haltung unbequem wird.

Das Tragen schwererer Lasten schadet den Bandscheiben gewöhnlich weniger als andauerndes Sitzen, womöglich noch auf schlechten Stühlen und in angespannter, gekrümmter Körperhaltung.

8. Richtig sitzen, Haltungsfehler vermeiden. Ein Stuhl ist eigentlich etwas Wunderbares. Wenn wir stundenlang im Garten gearbeitet haben oder nach einer langen Wanderung nach Hause kommen, können wir uns endlich auf einen Stuhl setzen und ausruhen. Sitzen ist dann eine Wohltat, der Körper kann sich regenerieren. Der Rumpf wird stabilisiert, Hüftgelenke und Beine sowie die untere Wirbelsäule werden entlastet. Der Körper verbraucht weniger Energie, weil weniger Muskeln beansprucht werden.

Doch ständiges, ununterbrochenes Sitzen schadet den Bandscheiben. Die Nacken- und Schultermuskeln neigen zu Verspannungen und zur Verhärtung. Die Hüft-, Bauch-, Brust- und Rückenmuskulatur erschlafft. Mitunter werden die Bauchorgane eingeengt. Der Blutstrom in den Beinvenen kann behindert werden. Langes Sitzen führt zu vorzeitiger Erschöpfung, zu Müdigkeit und schlechter Konzentration. Deshalb hat FRIEDRICH NIETZSCHE recht:

„So wenig als möglich sitzen; keinem Gedanken Glauben schenken, der nicht im Freien geboren ist und bei freier Bewegung – in dem nicht auch die Muskeln ein Fest feiern. Alle Vorurteile kommen aus den Eingeweiden. Das Sitzfleisch – ich sage es noch einmal – ist eine Sünde wider den heiligen Geist. Nur die ergangenen Gedanken haben Wert!"

Bei Schreibtischarbeit sollte auf einen bequemen Stuhl sowie auf die *richtige Sitzhaltung* geachtet werden:

- Richtige Sitzhöhe! Sie entspricht der Kniehöhe.
- Gerade und entspannt sitzen! Den Brustkorb „anheben". Die Bandscheiben werden beim gebeugten Sitzen besonders belastet.
- Den Rücken strecken und im Bürostuhl an die Lehne drücken, um die Bandscheiben zu entlasten.

- Öfters die Sitzposition wechseln. Sitzen in Bewegung.
- Nacken- und Schultermuskeln gegebenenfalls hin und wieder lockern und entspannen.
- Beine in Beckenbreite nach vorn führen und den ganzen Fuß auf den Boden aufsetzen.

Die Schlußfolgerung lautet: Einige Stunden am Tag zu sitzen ist vertretbar, worauf bei geistiger Arbeit auch schlecht verzichtet werden kann. Versuchen wir, nicht länger als ein bis zwei Stunden hintereinander zu sitzen, danach sollte eine kleine Bewegungs- oder Liegepause eingelegt werden. Das Geheimnis liegt im Wechsel der Körperhaltung und in häufiger Bewegung der Wirbelsäule.

9. Bauch- und Rückenmuskeln kräftigen. Die Bauchmuskeln sind ebenso wichtig wie die Rückenmuskeln, denn sie sorgen für den nötigen Gegenzug. All diese Muskeln halten den Körper aufrecht. Verkümmerte Rücken- und Bauchmuskeln aufgrund von Bewegungsmangel und ständigem Sitzen ziehen oft Haltungsschäden nach sich, wodurch die Bandscheiben stärker belastet werden. Gleiches gilt für die Hals- und Nackenmuskeln. Kräftige Muskeln tarieren die Halswirbelsäule so aus, daß die Bandscheiben weniger belastet werden. Haltungsfehler und schwache Muskeln können die Spitzenbelastung auf die Bandscheiben auf das achtfache ansteigen lassen.

10. Lasten richtig heben. Schwere Lasten sind nahe am Rücken oder Bauch zu tragen. Beim Wandern mit schwerem Rucksack hilft ein Hüftgurt, die Wirbelsäule zu entlasten. Auch ist es besser, zwei Taschen mit der halben Last auf jeder Seite zu tragen, als die ganze Last auf nur einer Seite, denn dann wird die Wirbelsäule seitlich zu sehr gekrümmt. Das Heben schwerer Lasten sollte bei geradem und aufrechtem Rücken erfolgen, indem aus der Kniebeuge gehoben wird. Wird der Oberkörper schräg nach vorn gebeugt, so werden die Bandscheiben zwei- bis dreimal stärker belastet als bei aufrechtem Rücken. Falsches Heben hat schon oft einen Bandscheibenvorfall oder „Hexenschuß" ausgelöst. Ja, schon allein das Vorbeugen des Oberkörpers hat mitunter den Faserring einer lädierten Bandscheibe einreißen lassen. Also allein die ungünstige Belastung durch das Eigengewicht des Oberkörpers kann für einen Bandscheibenvorfall genügen.

Wer es nicht gewohnt ist, sollte mit dem Heben und Tragen von extrem schweren Lasten vorsichtig sein. Schwache Rücken- und Bauchmuskeln erhöhen die Gefahr einer Überbeanspruchung der Bandscheiben. Klaviere und schwere Schränke sollten Möbelträgern vorbehalten bleiben. Auf jeden Fall sind Hilfsmittel wie Tragegurte geboten, um den Rücken aufrecht zu halten. Auch Schubkarren und Sackkarren helfen bei der Entlastung des Rückens.

11. Haltungsfehler vermeiden. Haltungsfehler werden schnell zum Verhängnis. Haben sie sich einmal eingeschliffen, verschlimmern sie sich mit der Zeit von ganz allein. Es ist dann schwer, die Haltung wieder zu korrigieren. Vielseitige Bewegung hilft, Haltungsfehler zu vermeiden und im Anfangsstadium zu korrigieren. Ständiges Sitzen hingegen begünstigt Haltungsfehler.

Es empfiehlt sich, aufrecht und erhobenen Hauptes durchs Leben zu gehen. Hängende Schultern und ein krummer Rücken können niemanden entzücken. Es muß ein Körpergefühl für die aufrechte Haltung entwickelt werden. Auch die richtigen Schuhe sind wichtig. Die Schuhsohlen sollten flach und weich sein, damit der Fuß gut abrollen kann. Schuhe mit hohen Absätzen zwingen zu einer unnatürlichen Haltung. Auch spitze Schuhe, welche die Füße einzwängen und nicht richtig abrollen lassen, können sich auf Dauer ungünstig auswirken.

Ein gutes Bett – dem Rücken zuliebe

Menschen ohne Rückenschmerzen, deren Bandscheiben gesund sind, machen sich um ihr Bett wenig Gedanken. Sie werden in einem halbwegs vernünftigen Bett gut und erholsam schlafen. Anders sieht die Sache jedoch bei geschädigten Bandscheiben aus und bei Personen, die den ganzen Tag sitzen müssen und sich zu wenig bewegen. Sie sollten in einem guten Bett schlafen, damit die Rückenmuskeln entspannen können und die Bandscheiben bestmöglich entlastet werden. Für Bandscheiben-Patienten kann ein gutes Bett eine große Hilfe sein.

Wodurch zeichnet sich ein gutes Bett aus? Es erlaubt eine bequeme und entspannte Rückenlage; es unterstützt die doppelte S-Form der Wirbelsäule, besonders indem es Nacken und Lendenwirbelsäule stützt. Denn diese Wirbelsäulensegmente werden auf einer harten Matratze aufgrund der Schwerkraft des Körpers nach unten gedrückt, wodurch die Bandscheiben ungünstig beansprucht werden. Ein hartes Bett ist nicht geeignet für eine befriedigende Regeneration der Bandscheiben während der Nacht.

Wenn in einem schlechten Bett die Bandscheibenbelastung zu hoch wird, so wird des öfteren während des Schlafes unbewußt die Haltung gewechselt: man dreht sich hin und her, liegt auf der linken oder rechten Seite, auf dem Rücken und vielleicht gar auf dem Bauch. Der beständige

Wechsel in der Schlafhaltung zeigt, daß das Bett schlecht ist. Je häufiger sich der Körper zum Wechsel seiner Haltung genötigt sieht, desto schlechter ist das Bett. Auch wenn der Haltungswechsel während des Schlafes passiert und nicht bewußt wahrgenommen wird, so wird jedesmal der erholsame Tiefschlaf unterbrochen und es dauert eine Weile, bis erneut der Tiefschlaf beginnt. Die Schlafqualität verschlechtert sich. Für den gleichen Erholungseffekt wird mehr Schlaf benötigt.

Ideal ist also ein Bett, das die dauernde Rückenlage erlaubt, wodurch sich die Tiefschlafphasen verlängern und der Schlaf erholsamer wird.[7]

Liegt man auf der Seite, so sollte in einem guten Bett die Wirbelsäule in der Waagerechten gerade bleiben und nicht seitlich gekrümmt werden. Denn sonst werden die Bandscheiben seitlich zu sehr gequetscht, weil entsprechend des Körperprofils die Wirbelsäule an der Taille und am Hals zu sehr „durchhängt".

Welche Betten erfüllen diese Forderungen? Hinsichtlich der guten Lagerung der Wirbelsäule sind Wasserbetten und schwach aufgepumpte Luftmatratzen ideal. (Luftmatratzen sollten gerade so stark aufgepumpt werden, daß man sie nicht durchliegt. Pralle Luftmatratzen ähneln dagegen mehr einer harten Matratze.) In der Rückenlage werden Lenden- und Halswirbelsäule optimal gestützt, in der Seitenlage bleibt die Wirbelsäule in der Waagerechten annähernd gerade und ohne seitliche Krümmung.

Luftmatratzen haben gegenüber Wasserbetten weitere Vorteile: Sie sind preiswert, zudem leicht und problemlos zu transportieren. Leckstellen bereiten keine Probleme. Desinfektionsmittel erübrigen sich. Wasserbetten müssen geheizt werden, damit sie nicht auskühlen. Das erfordert Strom und verursacht elektrische Felder.[8]

Der entscheidende Nachteil von Luftmatratzen und Wasserbetten besteht jedoch darin, daß sie keine Belüftung von unten erlauben. Das Klima im Bett ist unbefriedigend. Es kann leicht zu einem schweißtreibenden Wärmestau kommen, wenn man auf dem Rücken liegt. Deshalb dreht sich der Schlafende unbewußt auf die Seite, um seinen Rücken zu belüften.

Doch es gibt hochwertige Bettsysteme, mit allen Vorteilen und ohne die Nachteile von Luftmatratzen und Wasserbetten (Bezugsquelle im Anhang).

Übergewicht belastet die Bandscheiben

An einem dicken Bauch haben die Bandscheiben schwer zu tragen. Ein Hängebauch verändert die Statik der Wirbelsäule und erzwingt ein Hohlkreuz, wodurch die Bandscheiben ungünstig belastet werden. Hinzu kommt die zusätzliche Gewichtslast, durch welche die Bandscheiben der Lendenwirbelsäule stärker belastet werden als bei einem schlanken Menschen. Bei Übergewicht erlischt zudem die Bewegungsfreude, die Bandscheiben verlangen jedoch nach häufiger Bewegung, um sich mit Flüssigkeit vollsaugen zu können.

Wie kommt es zu Übergewicht? – Der Grund liegt in der übermäßigen Nahrungszufuhr, vor allem im reichlichen Verzehr von Süßigkeiten und Stärkekost (Brot, Teigwaren, Reis, Mehlspeisen, Kuchen, Kekse, Kartoffelchips). Auch der Mangel an Vitaminen und Mineralstoffen scheint die Verfettung zu begünstigen. Denn wer sich von mineralstoff- und vitaminreicher pflanzlicher Frischkost ernährt, bleibt schlank, selbst wenn er sich über Früchte mehr Kalorien zuführt, als er braucht. Diese Ernährung ist bestens geeignet, wieder das Idealgewicht zu erreichen, ohne zu hungern und ohne Kalorien zählen zu müssen. Jeder kann soviel Obst und Gemüse essen, wie er will, ohne dick zu werden. Außerdem enthält pflanzliche Frischkost all die Nährstoffe reichlich, die zum Aufbau und zur Erhaltung gesunder Bandscheiben und Gelenkknorpel erforderlich sind.

Weshalb leiden Männer häufiger unter Bandscheibenschäden als Frauen? Ein Grund hierfür scheint darin zu bestehen, daß dicke Frauen ihr Übergewicht besser verteilen. Sie setzen ihr Fett vor allem an Oberschenkeln, Hüften und am Gesäß an. Dicke Frauen müssen daher nicht ins Hohlkreuz gehen. Zudem belastet das Fett der Oberschenkel und Hüften nicht die Wirbelsäule. Bei vielen Männern setzt sich das Fett vor allem am Bauch an. Anfangs nimmt der Bauch unmerklich zu, quillt allmählich über den Hosengürtel, wächst zum Bierbauch und wird schließlich zum Hängebauch. Diese Fettverteilung erzwingt das für die Bandscheiben so verhängnisvolle Hohlkreuz, einfach weil der Körper gezwungen ist, das Gleichgewicht zu halten.

Schwangere Frauen müssen während der letzten Wochen zwar auch etwas ins Hohlkreuz gehen. Aber diese Belastung ist nur vorübergehend und deshalb unbedenklich.

Osteoporose begünstigt Bandscheibenschäden

Bei Osteoporose schwindet die Knochenmasse, die Knochen verlieren an Festigkeit und können leichter brechen. Schwammartige Knochen wie die Wirbelknochen, Kieferknochen oder Oberschenkelhalsknochen werden zunehmend porös, die feinen Knochenbälkchen werden nach und nach aufgelöst. Der Zerstörungsprozeß kann so weit gehen, daß die Wirbelkörper schließlich einbrechen, weil sie zu porös geworden sind. Dabei verändert sich deren Geometrie. Die Bandscheiben werden ungünstig belastet und Bandscheibenschäden begünstigt.

Der sogenannte Witwenbuckel ist auf Einbrüche der Wirbelkörper infolge der Osteoporose zurückzuführen. Die Wirbelsäule wird aufgrund der Wirbelbrüche krumm und diese Krümmung führt zu einer einseitigen Dauerbelastung der betroffenen Bandscheiben, die dadurch noch schneller geschädigt werden.

Aber Osteoporose ist kein Schicksal, sie läßt sich mit den gleichen Maßnahmen vermeiden wie Bandscheibenschäden – vor allem durch Bewegung, richtige Ernährung und regelmäßiges Sonnenbaden. (Siehe dazu ausführlich *„Osteoporose – die folgenschweren Irrtümer der Osteoporose-Medizin"* von Thomas Klein.)

So wie die Degeneration der Wirbelkörper Bandscheibenschäden begünstigt, so fördern lädierte Bandscheiben wiederum die Schädigung der Wirbel, und zwar folgendermaßen: Wenn die Bandscheiben dauerhaft ihre Elastizität und Spannkraft verlieren, dann schwinden sie und werden flacher. Deshalb werden die Menschen im Alter gewöhnlich kleiner. Dauerhaft geschwundene Bandscheiben haben zur Folge, daß die zarten und empfindlichen Facettengelenke der Wirbel stärker belastet werden und zunehmend verschleißen. Wirbelgelenksarthrose ist die Folge. Der Knochen an den Gelenken wird abgescheuert. Um die Abnutzung auszugleichen, beginnt der Knochen an diesen Stellen zu wuchern. Dabei entstehen scharfe Kanten, die auf die seitlich austretenden Spinalnerven drücken können. Das kann äußerst schmerzhaft sein und wird nicht selten mit einem Bandscheibenvorfall verwechselt. (Eine ausführliche Darstellung hierüber wird im Abschnitt über Arthrose gegeben.)

Kapitel 2

Rückgratverkrümmung (Skoliose)

Als Skoliose wird die seitliche Rückgratverkrümmung bezeichnet, die oftmals mit einer Verdrehung der Wirbelsäule verbunden ist. Die Krankheitsbezeichnung ist abgeleitet vom griechischen *skolios* (krumm). Die gesunde Wirbelsäule eines stehenden Menschen hingegen verläuft senkrecht und gerade, wenn sie von vorn bzw. hinten betrachtet wird.

Bei Skoliose sind die betroffenen Wirbel meist deformiert, die Wirbelsäule verliert mit zunehmender Krümmung an Beweglichkeit.

Vier Schweregrade werden unterschieden, von der leichten Krümmung bis zur schweren Verunstaltung des Oberkörpers.

Die Zahl der Skoliose-Patienten wird für Deutschland auf 100 000 bis 300 000 geschätzt – abhängig davon, ab welcher Wirbelsäulenkrümmung die Skoliose als Krankheit anerkannt wird.

Skoliose – eine degenerative Wachstumsstörung

Skoliose ist in den meisten Fällen eine degenerative Wachstumsstörung. Ausgehend vom Zeitpunkt der Entstehung wird die Krankheit unterteilt in:

Skoliose während des Säuglingsalters. Diese ist entweder angeboren oder entwickelt sich im ersten Lebensjahr. Sie soll sich in 80 Prozent der Fälle von selbst zurückbilden. Die Skoliose kann aber auch schon während der Embryonalentwicklung beginnen.

Skoliose während des frühen Kindesalters (infantile Skoliose); vom zweiten bis vierten Lebensjahr.

Skoliose während des Jugendalters (juvenile Skoliose); vom vierten Lebensjahr an bis zum Beginn der Pubertät, also bis zum zehnten oder elften Lebensjahr.

Skoliose während der Pubertät (Adoleszentenskoliose). 80 Prozent der Patienten entwickeln ihre Skoliose im Alter zwischen 10 und 18 Jahren. Mädchen sollen vier- bis fünfmal häufiger betroffen sein als Jungen.[9]

Skoliose kann aber auch im Erwachsenenalter entstehen, wenngleich das selten ist. Erwachsene Skoliose-Patienten haben die Krankheit meist seit ihrer Kindheit oder Jugend.

Ursachen und Verhütung

Die Ursachen der Skoliose gelten in 85 bis 90 Prozent der Fälle als unbekannt, man nennt sie idiopathische Skoliose – abgeleitet vom griechischen *idios* (eigen) und *pathos* (Leiden); idiopathisch bedeutet also selbständiges Leiden, ohne erkennbare Ursache entstanden. Diese Sicht ist jedoch falsch, denn mit einer natürlichen Lebensweise kann Skoliose sehr wohl verhütet werden. Schon die Tatsache, daß Skoliose-Patienten über einen schlechten Allgemeinzustand verfügen und über zahlreiche weitere Leiden klagen, sollte zu denken geben und Anlaß sein, die Ursachen in falscher Lebensweise und Ernährung zu suchen.

Die idiopathische Skoliose entsteht oftmals in Phasen starken Knochenwachstums. Das Wachstum der Wirbel ist gestört und es bilden sich Deformationen wie Keilwirbel oder Schmetterlingswirbel, die später die Krümmung und Schiefstellung der Wirbelsäule begünstigen. Die dauerhafte Schiefstellung und Krümmung der Wirbelsäule führt zu verstärkter Abnutzung der ohnehin schon deformierten Wirbel, so daß sich die Schiefstellung und die Beschwerden infolge der Skoliose allmählich verschlimmern.

Wodurch kann nun aber das Knochenwachstum der Wirbel gestört werden? Hauptursache für die Deformation und Degeneration der Wirbel ist oftmals die Fehlernährung, der Mangel an Mineralstoffen und Vitaminen, die zum Knochenaufbau gebraucht werden, wie zum Beispiel Vitamin A, B_6, C, D, Folsäure, Kalzium, Magnesium, Silizium und andere Spurenelemente. Zu einem Mangel kann es kommen, wenn vor allem „leere" Kalorien verzehrt werden, wie Fabrikzukker, Süßigkeiten, Weißmehlprodukte, Backwaren, konzentrierte Fette sowie säurebildende Nahrungsmittel (Fleisch, Fisch, Eier, Käse, Quark, Brot und dergleichen).

Bei naturgemäßer Ernährung, bestehend aus reifen Früchten, Gemüse und Grünblattsalaten, werden alle zum Knochenwachstum benötigten Vitamine und Mineralstoffe reichlich zugeführt und gut verwertet. Auch frischgepreßte Möhren- und Gemüsesäfte haben eine äußerst hohe Vitamin- und Mineralstoffdichte. Dieselbe Ernährung, mit der Osteoporose vermieden wird, verhindert auch Wirbeldeformation und Skoliose. (Siehe „Osteoporose – die folgenschweren Irrtümer der Osteoporose-Medizin" von THOMAS KLEIN.)

Ein weiterer Grund für die Entwicklung einer Rückgratverkrümmung kann in einem Mangel an Vitamin D bestehen.

Vitamin D ist eigentlich ein Hormon mit vitaminähnlichen Eigenschaften und zum Aufbau von Knochengewebe unverzichtbar. Aber vielen Menschen, auch vielen Jugendlichen, mangelt es an Vitamin D. Sie sind gefährdet, Wirbeldeformationen und eine degenerierte Wirbelsäule zu entwickeln. So ist es kein Wunder, wenn Skoliose oftmals mit Osteomalazie einhergeht oder mit Rachitis, wie die Knochenerweichung bei Kindern genannt wird. Rachitis und Skoliose sind zwei Krankheitserscheinungen mit derselben Ursache: Vitamin-D-Mangel.

Die Zahl der Menschen mit einem unerkannten Vitamin-D-Mangel ist hoch.[10] Neuere Forschungen haben ergeben, daß der Vitamin-D-Bedarf etwa zehnmal höher anzusetzen ist, als bisher angenommen.[11] Das bedeutet, daß noch mehr Menschen an einem Vitamin-D-Mangel leiden, als die bisherigen Untersuchungen nahelegen.

Da die Nahrung so gut wie kein Vitamin D enthält, muß der Bedarf gedeckt werden, indem die Haut möglichst oft der UVB-Strahlung der Sonne ausgesetzt wird, damit der Körper selbst genug Vitamin D bilden kann. Die Vitamin-D-Speicher in der Leber müssen im Sommer und frühen Herbst gefüllt werden, um gut über den Winter zu kommen, ohne daß sich ein Mangel entwickeln kann.

Vitamin-D-Präparate sind dem unter Sonnenstrahlung selbst gebildeten Vitamin D in vielerlei Hinsicht unterlegen. Die Präparate können unter Umständen sogar toxisch wirken und sollten deshalb Ausnahmefällen vorbehalten bleiben. Ansonsten ist es im Winter besser, einen Mangel durch einen Urlaub im sonnigen Süden zu beheben oder durch künstliche UVB-Bestrahlung. Sonnenlicht ist eines unserer wichtigsten Lebensbedürfnisse und durch nichts zu ersetzen.

(Dazu ausführlich das Buch „*Sonnenlicht – das größte Gesundheitsgeheimnis*" von THOMAS KLEIN.)

Neben Fehlernährung und Sonnenmangel kann Skoliose auch durch Bewegungsarmut verursacht werden und sich verschlimmern. Ständiges Sitzen in der Schule und zu Hause, in schlechter Körperhaltung vor dem Fernseher und Computer-Bildschirm kann Haltungsfehler nach sich ziehen, wodurch die Wirbelsäule dauernd einseitig belastet und die Degeneration der Wirbel begünstigt wird. Bewegungsmangel geht mit einer Schwächung des Bindegewebes sowie der Bauch- und Rückenmuskulatur einher, welche die Aufgabe haben, die Wirbelsäule aufrecht und gerade zu halten. Schwache Muskeln können Skoliose fördern. Muskeln lassen sich aber nur mittels Sport und Bewegung kräftigen.

Skoliose kann auch begünstigt werden durch die einseitige Belastung des Rückens, besonders während eines Wachstumsschubes. Deshalb ist bei Kindern schwere körperliche Arbeit zu vermeiden, ebenso das Tragen schwerer Lasten. Bestimmte Sportarten, die mit einer starken Belastung des Rückens einhergehen, können bei beginnender Skoliose die Verkrümmung der Wirbelsäule verschlimmern. Auch Bandscheibenschäden können die Wirbelsäulenanatomie verändern und Wirbelsäulenverkrümmung im Erwachsenenalter begünstigen.

Sport und Spiel an frischer Luft sind erforderlich, um allgemein die Gesundheit zu erhalten und auch um Skoliose zu verhindern. Bewegung und Gymnastik können sogar helfen, Skoliose im Anfangsstadium zu überwinden.

Die sitzend verbrachte Zeit sollte begrenzt werden. Die Stühle sollten bequem gestaltet sein. Schule und Hausaufgaben erfordern langes Sitzen, deshalb sollten die Eltern darauf achten, daß ihre Kinder nicht auch noch weitere Zeit sitzend vor dem Fernseher oder mit Computerspielen verbringen.

Bei Säuglingen hilft schon die gelegentliche Bauchlage, um der Rückgratverkrümmung vorzubeugen. Das Krabbeln ist notwendig, um eine gesunde Wirbelsäule zu entwickeln. Säuglinge sollten möglichst oft und wohldosiert der Sonnenstrahlung ausgesetzt werden.

Die Mütter beeinflussen mit ihrer Ernährung während der Schwangerschaft und Stillzeit die Entwicklung ihres Kindes. Fehlernährung der Mutter kann Skoliose des Kleinkindes begünstigen.

In etwa 10 bis 15 Prozent der Fälle kann Skoliose auf Knochen-, Muskel- oder neurologische Erkrankungen zurückzuführen sein, auf Muskelschwund oder Lähmungen, etwa infolge von Kinderlähmung oder Nervenschäden. Nicht selten können hierfür Impfschäden als Ursache ausgemacht werden.

Auch angeborene oder verletzungsbedingte Beinlängenunterschiede und Beckenasymmetrien können zu Skoliose führen und orthopädische Maßnahmen erfordern, etwa Schuhe mit unterschiedlich hohen Absätzen, wobei sich jedoch eher selten ein Erfolg einstellt. Ebenso können Unfallverletzungen die seitliche Krümmung der Wirbelsäule bewirken.

Frühzeitige Diagnose

Es heißt, Skoliose solle möglichst früh diagnostiziert werden, um beizeiten Gegenmaßnahmen treffen zu können. Denn mit Abschluß des Skelettwachstums ist kaum noch etwas zu retten. Diese Ansicht, Skoliose möglichst früh zu erkennen, ist zwar richtig, aber vernünftiger ist die unverzügliche Korrektur der Lebensweise und Ernährung, um Skoliose von Anfang an zu vermeiden und um die Gesundheit zu erhalten. Selbst wenn der Arzt frühzeitig Skoliose diagnostiziert, ist es oftmals zu spät, um eine völlige Rückbildung zu erreichen. Hinzu kommt, daß selbst bei frühzeitiger Diagnose die wahre Ursache nur selten erkannt und benannt wird. So wird nur selten die Ernährung korrigiert.

Problematisch ist, daß die allmähliche Schiefstellung und seitliche Krümmung der Wirbelsäule im Anfangsstadium nicht auffällt. Die betroffenen Jugendlichen haben zunächst keine Beschwerden. Die Eltern suchen den Arzt gewöhnlich erst dann auf, wenn die Krümmung der Wirbelsäule nicht mehr zu übersehen ist: eine hochstehende Schulter, eine vorstehende Hüfte oder ein Rippenbuckel. Dagegen können Vorsorgeuntersuchungen helfen. Doch diese erübrigen sich bei der richtigen Lebensweise.

Entscheidend ist weniger die frühzeitige Diagnose, als vielmehr die Aufklärung über die Ursachen der Rückgratverkrümmung und die Möglichkeit ihrer Vermeidung durch gesunde Lebensweise und richtige Ernährung. Damit läßt sich nicht nur Rückgratverkrümmung vorbeugend vermeiden, sondern auch all die anderen lebens- und ernährungsbedingten Krankheiten.

Die Folgen der Skoliose

Sehr stark ausgeprägte Verkrümmungen der Wirbelsäule können die Funktion von Herz und Lunge, wie auch die der Verdauungsorgane einschränken.

Bei leichteren Formen stellen sich Beschwerden oftmals erst im Erwachsenenalter als Belastungsschmerzen im Beruf, im Sport und bei alltäglichen Verrichtungen ein. Die Rückenmuskeln können schmerzempfindlich werden.

Der Deformation der Wirbel und der einseitigen Belastung infolge der Schiefstellung der Wirbelsäule folgt der Verschleiß der Wirbelgelenke und die Arthrose, was sehr schmerzhaft werden kann.

Die Behandlung der Skoliose

Skoliose erfordert ärztliche Betreuung und Behandlung. Aber auch bei ärztlicher Behandlung darf nicht vergessen werden, die Ursachen abzustellen, wenn die Skoliose überwunden oder wenigstens die weitere Verschlimmerung vermieden werden soll. Für die richtige Ernährung, für Sonnenbäder und Bewegungstraining gibt es keinen Ersatz.

Im Anfangsstadium bieten sich Krankengymnastik und Physiotherapie an.

Im fortgeschrittenen Stadium kann das ganztägige Tragen eines Korsetts notwendig werden, damit die seitliche Verbiegung und Verdrehung der Wirbelsäule nach und nach korrigiert wird. Allerdings verspricht diese Methode nur während des Skelettwachstums in der Kindheit und Jugend Erfolg.

In schweren Fällen kann eine Versteifung der Wirbelsäule notwendig sein. Bei diesem schwerwiegenden orthopädischen Eingriff wird der Rücken geöffnet, Metallstäbe werden mit den Wirbeln verschraubt und zu einem Gerüst verbunden – sozusagen als eine Art inneres Korsett. Aber auch nach solch einer Operation kann es notwendig sein, monatelang ein Korsett zu tragen.

Zu den Operationsrisiken gehören Infektionen, Thrombosen (Blutgerinnsel) und Embolien (Verschluß eines Blutgefäßes, etwa durch ein Blutgerinnsel, was bis zum Infarkt führen kann). Bei Kindern sind derartige Komplikationen jedoch selten. Weiterhin kann sich die Knochenheilung verzögern, die implantierten Stäbe können sich lockern und dadurch einen Korrekturverlust bewirken. Dann sind Nachoperationen notwendig. Außerdem können vorübergehende oder dauernde Lähmungen infolge einer Überdehnung des Rückenmarks entstehen. Auch die Lähmung der Blasen- und Mastdarmmuskulatur ist möglich. Langfristig können sich aus den implantierten Metallstäben Metall-Ionen herauslösen, die den Körper auf Dauer belasten.[12]

Selbst im günstigsten Fall, wenn Komplikationen und Folgeschäden ausbleiben, ist eine versteifte Wirbelsäule mit einer schwerwiegenden Behinderung verbunden.

Kapitel 3

Scheuermann-Krankheit

Scheuermann-Krankheit, Rundrücken, Hohlkreuz

Als Scheuermann-Krankheit wird eine degenerative Knorpel-Knochen-Erkrankung der Wirbelkörper bezeichnet, die in der Jugend auftreten kann, meist zwischen dem
elften und siebzehnten Lebensjahr. Die Krankheit beginnt
oftmals ziemlich plötzlich mit schweren Rückenschmerzen,
die durch Bewegung der Wirbelsäule und Haltungsänderung
nicht beeinflußt werden können. Männliche Jugendliche sind
vier- bis fünfmal häufiger betroffen als weibliche. Benannt
wurde die Krankheit nach dem dänischen Röntgenarzt HOL-
GER WERFEL SCHEUERMANN (1877-1960), der sie zum ersten
Mal beschrieben hat.

Bei schnellem Skelettwachstum während der Jugendzeit
sind die Wirbelkörper anfällig für Fehlbelastungen. Kritisch ist vor allem langes Sitzen mit gebeugtem Rücken. Bei
schwacher Rückenmuskulatur fehlt beim Sitzen der nötige
Gegenzug, so daß vor allem die Brustwirbel an den Vorder-
kanten stark belastet werden, wobei es zu Schäden an den
Knorpel-Knochen-Verbindungen der Wirbelkörperdeck-
platten und Wirbelkörperkanten kommen kann. Die Wachs-
tumszone an den Wirbelkörperkanten kann geschädigt werden, die Wirbelkörper nehmen eine zunehmend keilartige
Form an, es entstehen scharfkantige Grate, tiefe Furchen
und Klüfte in den Deckplatten mit erbsengroßen Löchern

(Schmorl-Knorpelknötchen). In schlimmen Fällen brechen die Deckplatten.

Aufgrund der degenerierten Wirbelkörper verändert sich die Statik der Wirbelsäule. Mehrere keilförmige Brustwirbel begünstigen die Bildung eines Rundrückens (Kyphose) oder gar eines Buckels, wobei ein Rundrücken als Ausgleich oftmals ein stärkeres Hohlkreuz in der Lende hervorruft. Der Volksmund sprach früher vom „Schneider-Buckel" oder „Lehrlings-Buckel", weil die Schneiderlehrlinge ihre Arbeitszeit oftmals in dauernd gekrümmter Sitzhaltung verbracht haben, was bei vielen Lehrlingen bleibende Schäden hinterlassen hat.

Mit Abschluß des Knochenwachstums kommt die Erkrankung zum Stillstand. Die Schäden an Knorpeln und Wirbelkörpern wie auch der runde Rücken bleiben jedoch für den Rest des Lebens bestehen. Der krumme Rücken führt später zu ungünstigen Belastungsverhältnissen, die Schäden an Bandscheiben und Wirbelkörpern bewirken können. Der Rücken wird dann immer runder, der Buckel prägt sich deutlicher aus, je stärker die Wirbelkörper infolge Osteoporose einbrechen. Auch die Arthrose der Wirbelgelenke wird begünstigt.

Vermeidung der Scheuermann-Krankheit

Was kann zur Verhütung der Scheuermann-Krankheit getan werden? Zunächst ist regelmäßig Sport zu treiben, um alle Muskeln, alle Knochen und Knorpel zu stärken, vor allem die Rückenmuskeln müssen gekräftigt werden.

Weiterhin ist stundenlanges gebeugtes Sitzen zu vermeiden. Bequeme Stühle und Schreibtische in der richtigen

Höhe sind erforderlich, aber auch das Körperbewußtsein darüber, wie man aufrecht und bequem sitzt. Weiterhin ist die Zeit des Sitzens auf das nötige Maß zu beschränken, also auf die Schulstunden und die Zeit der Hausaufgaben. Darüber hinaus sollte die kostbare Freizeit nicht mit Computerspielen oder Fernsehen zum Schaden des Rückens verbracht werden.

Hat sich die Scheuermann-Krankheit bereits entwickelt, ist auf Sportarten zu verzichten, bei denen die Wirbelsäule starken Stauchungen und Torsionsbelastungen ausgesetzt ist, damit sich die Degenerationserscheinungen nicht verschlimmern. Vermieden werden sollten Stoß- und Sprungathletik, Kampfsport, Hallensport, Fußball, Handball, Eishockey, Turnen, Rudern, Radfahren mit Rennrädern aufgrund des ständig stark gekrümmten Rückens, Laufsport auf Asphalt, Kraftsportübungen, welche die Wirbelsäule belasten. Zu empfehlen sind Schwimmen, Gymnastik, Yoga, Wandern, Laufsport auf weichem Grund, Skilanglauf, Kraftsport ohne Belastung der Wirbelsäule.

Ebenso wichtig zur Verhütung der Scheuermann-Krankheit und der damit verbundenen Degenerationserscheinungen ist die richtige Ernährung. Zum Aufbau gesunden Knorpelgewebes müssen über Frischkost ausreichend Vitamine und Mineralstoffe zugeführt werden. Gleiches gilt für den Aufbau und das Wachstum robuster Wirbelkörper, die selbst bei starker Dauerbelastung keine Schädigung erfahren. (Siehe hierzu *„Osteoporose – die folgenschweren Irrtümer der Osteoporose-Medizin"* von THOMAS KLEIN.)

Da die Scheuermann-Krankheit vor allem durch Fehlbelastung während des starken Knochenwachstums begünstigt wird, ist bei Milch und Milchprodukten Zurückhaltung angeraten. Denn Kuhmilch enthält reichlich Wachstumshormone, die das Kalb innerhalb weniger Monate auf das mehrfache Körpergewicht wachsen lassen und die auch bei Jugendlichen das Wachstum ungünstig beschleunigen können, vor allem, wenn es aufgrund von Fehlernährung an Mineralstoffen und Vitaminen zum Knochen- und Knorpelaufbau mangelt. Obst und Gemüse sollten einen großen Teil der Ernährung ausmachen und als Grundnahrungsmittel betrachtet werden, um die reichliche Zufuhr von Mineralstoffen und Vitaminen sicherzustellen.[13]

Wirbelgleiten

Beim Wirbelgleiten (Spondylolisthesis) verschieben sich die Wirbel gegeneinander. Gründe hierfür sind der Verschleiß der Wirbelgelenke (Spondylarthrose), die Schwächung der Bänder und Muskeln, Bandscheibenschäden sowie Einbrüche der Wirbelkörper infolge Osteoporose. Das Wirbelgleiten ist somit eine Folgeerscheinung der Bandscheibendegeneration, der Osteoporose oder der Arthrose der Wirbelgelenke. Mit der richtigen Lebensweise und Ernährung läßt sich das Wirbelgleiten verhüten.

Verschobene Wirbel bleiben im Anfangsstadium oftmals ohne Beschwerden. Sie werden gewöhnlich erst bei Röntgenaufnahmen entdeckt, die aus anderen Gründen veranlaßt worden sind.

Wenn sich die Wirbel verschieben, können der Spinalkanal eingeengt und die Nerven des Rückenmarks gedrückt und gequetscht werden, was sich mit starken Rückenschmerzen bemerkbar macht, die bis in die Oberschenkel, ja bis in die Füße ausstrahlen können. Unter Umständen können sich Taubheitsgefühle, Mißempfindungen und sogar Lähmungen in den Beinen einstellen; auch die Blasenentleerung kann gestört werden.[14]

Zehn bis zwanzig Prozent der älteren Menschen haben verschobene Wirbel. Auch Jugendliche können betroffen sein, deren Wirbel aber durch Bewegungstraining und Stärkung der Rückenmuskeln meist wieder stabilisiert werden können.[15]

Das Wirbelgleiten kann auch durch übermäßigen Leistungssport begünstigt werden, besonders durch Gewichtheben, Speerwerfen, Turnen (Sprung, Akrobatik), Trampolinspringen, Hochsprung, Ballett, Ringen oder Rudern. Der Grund hierfür besteht in einer besonderen Überstreckbelastung in Kombination mit einer Rotationsbelastung oder axialen Stauchungsbelastung der Wirbelsäule bei diesen Sportarten. Es kommt zu wiederkehrenden Mikroverletzungen im Bereich der Wirbelkörperbögen und letztlich zu einer Art Ermüdungsfraktur (Streßfraktur), die nicht mehr verheilt und ein falsches Gelenk bildet.[16]

Kapitel 4

Rückenschmerzen

Rückenschmerzen können unterschiedliche Gründe haben:

Bandscheibenschäden. Ein geschädigter Faserring kann zu einer vorgewölbten Bandscheibe führen, die gegen das Rückenmark drückt und Schmerzen verursacht. Bei einem Riß des Faserringes kann es zu einem Bandscheibenvorfall kommen, der mit heftigen Schmerzen verbunden ist. Die Schmerzen können unerträglich sein. Im schlimmsten Fall werden die Nerven im Rückenmark abgequetscht mit der Folge einer bleibenden Querschnittslähmung.

Degenerieren die Bandscheiben, so läßt deren Spannkraft nach, wodurch sich die seitliche Austrittsöffnung für die Ischiasnerven verkleinert und die Wirbelknochen auf die Nerven drücken. Es kommt zu teils heftigen Ischiasschmerzen, die bis in die Wade oder in den Fuß ausstrahlen können.

Scheuermann-Krankheit, Rundrücken, Hohlkreuz. Die degenerative Knorpel-Knochen-Erkrankung der Wirbelkörper kann sich ziemlich plötzlich mit schweren Rückenschmerzen bemerkbar machen, die durch Bewegung der Wirbelsäule und Haltungsänderung nicht beeinflußt werden können.

Muskelschwäche. Ein Hexenschuß tritt als plötzlicher, oft einseitiger Schmerz mit Verspannung der Muskeln an der

Lendenwirbelsäule auf. Zum Hexenschuß kann es kommen, wenn der Rücken bei schwacher Muskulatur übermäßig beansprucht wurde, etwa wenn ungewohnt schwere Lasten gehoben wurden. Mitunter genügen schon geringfügige Belastungen für einen Hexenschuß. Zur Vermeidung sollten die Rückenmuskeln stets gut trainiert und ungewohnte Belastungen vermieden werden.

Muskelverspannungen. Achtzig Prozent aller Rückenschmerzen sind auf Verspannungen und Verhärtungen der Muskeln zurückzuführen.[17] Zur Vermeidung ist täglich vielseitige Bewegung geboten. Besonders Gymnastik und Dehnungsübungen helfen, Verspannungen zu lösen. Außerdem muß die sitzend verbrachte Zeit begrenzt werden. Auf bequeme Stühle und richtige Sitzhaltung ist zu achten; regelmäßige Bewegungspausen und Wechsel der Körperhaltung sind notwendig.

Gewebeübersäuerung und die *Anreicherung von Stoffwechselgiften* im Rücken können ebenfalls zu Rückenschmerzen führen. Abhilfe bieten Bewegung und eine Ernährung, die überwiegend aus basenbildenden Nahrungsmitteln besteht, also Obst, Gemüse und Kartoffeln.

Myogelosen, verhärtete Knoten von Muskelgewebe, können kirschgroß werden und sehr schmerzhaft auf Muskelgewebe und Nerven drücken und auf diese Weise zu Rückenschmerzen führen. Der Grund für die Bildung dieser Verhärtungen besteht in der Überlastung des Muskelgewebes mit Stoffwechselgiften.

Wassermangel. Bei Wassermangel haben es die Muskelzellen schwer, Stoffwechselgifte auszuscheiden. Die Pumpmechanismen der Zellwände und die Austauschprozesse werden beeinträchtigt. In der Folge steigt der Säuregehalt in den Zellen. Daraufhin werden Kinine gebildet. Sie haben die Aufgabe, Schmerz zu erzeugen, um die Muskeln zur Ruhe zu zwingen. Die Muskelzellen, in denen Wassermangel herrscht, halten dann nur noch ihren Ruhestoffwechsel aufrecht, um möglichst wenig Stoffwechselgifte zu bilden. Denn Bewegung intensiviert den Energie- und Stoffumsatz und beschleunigt die Selbstvergiftung der Zellen mit sauren Stoffwechselprodukten. Die schmerzende Wirkung der Kinine ist vom Muskelkater her bekannt, wenn die Muskeln überlastet worden sind. Beim Muskelkater müssen die betroffenen Muskeln ruhiggestellt werden, bis die Gewebeschäden behoben sind und sich die Muskeln regenerieren konnten. Zudem signalisieren Kinine dem Körper, die betroffenen Gewebe besser mit Blut zu versorgen, damit Stoffwechselgifte schneller abtransportiert werden können.[18]

Zur Vermeidung von Säurestarre und Muskelkater ist eine Ernährung mit überwiegend basenbildenden Nahrungsmitteln erforderlich, tägliche Bewegung sowie ausreichende Wasserzufuhr, wobei nicht unbedingt viel getrunken werden muß, sondern ausreichend. Das Durstgefühl darf nicht unterdrückt und der Wasserhaushalt nicht gestört werden, etwa durch Kochsalzverzehr.

Arthrose der Wirbelkörpergelenke. Eine wenig bekannte, aber häufige Ursache von Rückenschmerzen ist die Arthrose der kleinen Wirbelkörpergelenke (Facettengelenke). Infolge nachlassender Spannkraft der Bandscheiben werden die Wirbelkörpergelenke übermäßig belastet und die Knorpel abgenutzt. Schließlich scheuert Knochen auf Knochen, wodurch sich die Löcher verkleinern, aus denen die Nerven seitlich austreten. Werden diese Nerven gequetscht, kommt es zu Rücken- und Kreuzschmerzen, anfangs gelegentlich, später öfter und schließlich dauerhaft. Die Schmerzen können im Endstadium äußerst stark sein und werden nicht selten mit einem Bandscheibenvorfall verwechselt. Vor allem die Lenden- und die Halswirbelsäule sind betroffen, während an den wenig beweglichen Gelenken der Brustwirbelsäule selten Arthrose festzustellen ist.

Der Körper versucht den Verschleiß der Wirbelgelenke auszugleichen, indem Bänder und Muskeln verstärkt werden. Doch die zunehmende Instabilität der Wirbelsäule überfordert die Rückenmuskeln, so daß dauerhafte Verspannungen und Rückenschmerzen die Folge sein können. Als Ausgleich für den Verschleiß der Wirbelgelenke baut der Körper Knochengewebe an den Gelenkflächen an. Es entstehen Aufrauhungen und Erhebungen, Knochenzacken und Knorpelzellwülste am Gelenkrand, um die Funktionsfähigkeit der Gelenke zu erhalten. Doch diese ausgleichende Knochenwucherung droht früher oder später die seitlich austretenden Nerven zu drücken und zu quetschen, besonders wenn die Spannkraft der Bandscheiben weiter nachläßt. Diese scharfen Kanten können die Nerven empfindlich reizen. Dadurch kann es zu heftigen Ischias- und Schulter-Arm-Schmerzen kommen.

Nervenschäden. Bei Vitamin-B$_{12}$-Mangel kann die Myelinschicht der Nervenfasern geschädigt werden, wobei sich anhaltende Schmerzen in den betroffenen Körperpartien ergeben, also auch im Rücken, im Nacken und in den Schulterpartien. Einen eventuellen Mangel gilt es rechtzeitig zu erkennen und zu beheben, bevor es zu bleibenden Schäden kommt. (Siehe *„Volkskrankheit Vitamin-B$_{12}$-Mangel"* von THOMAS KLEIN.)

Rückenschmerzen – was tun?

Bei Rückenschmerzen ist die Ursache zu finden und zu beheben, bevor es zu bleibenden Schäden an Bandscheiben und Facettengelenken der Wirbel kommt. Der vorhergehende Abschnitt deutet an, was zu tun ist. Das A und O ist jedoch die richtige Ernährung, die regelmäßige Bewegung und das Training der Muskeln sowie die Begrenzung der Zeit, die sitzend verbracht wird. Die Rückenschmerzen verschwinden gewöhnlich von allein, wenn die Lebensbedürfnisse erfüllt werden. Der Körper heilt sich selbst.

Auch ist auf bequeme Stühle, auf die richtige Sitzhaltung sowie auf ein bequemes Bett zu achten. Zur Vermeidung von Haltungsfehlern ist Körperbewußtsein erforderlich.

Sanfte Massagen können helfen, Verspannungen zu lösen und den Stoffwechsel in den verspannten Muskeln etwas anzuregen und so die Entgiftung zu fördern. Massagen sind jedoch kein Ersatz für die in diesem Buch empfohlenen Maßnahmen. Die verspannten Muskeln brauchen vor allem Ruhe und Erholung sowie eine gute Nährstoff- und ausreichende Wasserzufuhr, um sich regenerieren zu können. Kräftige Massagen hingegen, bei denen die Muskeln durchgeknetet werden, können sogar schaden. Massagen können hilfreich sein, solange sie als angenehm empfunden werden.

Kapitel 5

Gelenkerkrankungen

Wir sind so alt wie unsere Gelenke.

Gelenkerkrankungen und Gelenkschäden sind weit verbreitet. Beinahe jeder ältere Mensch leidet darunter. In Deutschland soll es zwanzig Millionen Arthrose-Patienten geben, davon fünf Millionen mit Arthrose im fortgeschrittenen Stadium.

Gelenkschmerzen können das Leben zur Qual machen und die Freude an der Bewegung rauben. Doch Bewegungsmangel verschlimmert die Erkrankung der Gelenke, was schließlich zu körperlicher Behinderung führen kann. Diese wiederum schwächt und begünstigt den allgemeinen Verfall des ganzen Körpers, denn Gesundheit erfordert Bewegung.

Bei richtiger Lebensweise und Ernährung ist es kein Problem, Gelenkerkrankungen zu vermeiden. Unsere Gelenke können auch im Alter noch ihren Dienst erfüllen. In vielen Fällen ist sogar Heilung möglich. Selbst ein stark geschädigter Gelenkknorpel kann sich bei richtiger Behandlung und Lebensweise regenerieren.

Gelenke verbinden die Knochen beweglich miteinander.

Es gibt:

Kugelgelenke (Hüfte, Schulter), die eine freie Bewegung in alle Richtungen erlauben;

Scharniergelenke (Ellbogen, Knie), welche die Bewegung hauptsächlich nur in einer Ebene gestatten;

Sattelgelenke (unteres Daumengelenk), die gleitende Bewegungen in zwei Richtungen ermöglichen;

flache Gelenke (Handgelenk), die nur leichte gleitende Bewegungen erlauben;

Drehgelenke (zwischen erstem und zweitem Wirbel) lassen rotierende Bewegungen zu.

Ein Gelenk kann auch aus mehreren Typen bestehen: So besteht der Ellbogen aus einem Scharniergelenk und einem Drehgelenk, wodurch sich die Beweglichkeit des Unterarms erhöht.

Die Beweglichkeit wird durch das harmonische Zusammenspiel mehrerer Gelenke beträchtlich gesteigert. So erlauben die wenig beweglichen Wirbelgelenke in ihrer Summe als Gelenkkette eine erstaunliche Beweglichkeit der Wirbelsäule. Die sieben Fußwurzelknochen des Fußgelenkes gestatten beim Laufen die Anpassung des Fußes an die Unebenheiten des Bodens. Bemerkenswert ist auch die Hand mit ihren vielen Gelenken und ihren vielfältigen Möglichkeiten des Greifens. – Die Hand ist wahrlich eine geniale Schöpfung der Evolution, eine unerläßliche Voraussetzung für die Entwicklung von Gehirn, Sprache und Kultur des Menschen. Ohne Hände wären wir keine Menschen geworden.[19]

Die verschiedenen Knorpelgewebe

Die Knochenoberfläche ist am Gelenk von feinem Knorpelgewebe überzogen. Knochen und Knorpel sind so geformt, daß Gelenkkopf und Gelenkpfanne genau ineinander passen. Der Knorpel dient der Druckverteilung, der Dämpfung von Stößen und ermöglicht eine äußerst reibungsarme Gleitbewegung.

Es gibt verschiedene Knorpelgewebe:

Faserknorpel enthält viele Kollagenfasern, wodurch er über eine hohe Druck- und Zugfestigkeit verfügt, die Elastizität ist gering. Faserknorpel sind im Faserring der Bandscheiben zu finden, in den Menisken der Knie, in der Nasenspitze, am Übergang zwischen Rippen und Brustbein.

Elastischer Knorpel ist relativ fest, aber doch biegsam; er besteht aus vernetzten Elastinfasern und ist mit Kollagenfasern verstärkt, welche die nötige Zugfestigkeit und damit Biegefestigkeit gewähren. Elastisches Knorpelgewebe ist gelblich gefärbt; es ist beispielsweise in der Knorpelplatte der Ohrmuschel zu finden, in den Bronchialröhren oder im Kehlkopf.

Gelenkknorpel bestehen aus *hyalinem Knorpelgewebe*, welches glasig durchscheinend aussieht und nur wenige Kollagenfasern enthält. Es ist elastisch und kann gut auf Druck beansprucht werden. Hyalines Knorpelgewebe kann viel Flüssigkeit aufsaugen, wodurch der Gleitwiderstand der Gelenke bei Bewegung minimiert wird und sich die Gelenke nahezu reibungsfrei bewegen lassen. Die Flüssigkeit wird von der Knorpelgrundsubstanz gespeichert. Bei Belastung werden bis zu zwei Drittel der Flüssigkeit aus dem Knorpelgewebe gepreßt und bei Entlastung wieder aufgesaugt.

Durch diesen Pumpmechanismus, der mit jeder Be- und Entlastung der Gelenke betätigt wird, erfolgt eine sichere Nährstoffversorgung des Knorpels.

Das Knorpelgewebe der Gelenke

Das Gewebe der hyalinen Gelenkknorpel ist ein Wunderwerk der Natur. Es ist von feinen Fasern und Fibrillen aus Kollagen durchzogen, an die überall Proteoglykane angeknüpft sind – große Molekülaggregate mit einer zentralen Kohlenhydratkette, der Hyaluronsäure. An dieser sind über Proteinstränge, den Coreproteinen, mehr als hundert Glykosaminoglykanketten gebunden. Die Struktur der Proteoglykane ähnelt dem Aussehen einer Flaschenbürste. Proteoglykane bestehen zu 80 bis 94 Prozent aus Kohlenhydraten, der Rest sind Proteine; Hauptbestandteile sind Chondroitin(-sulfat) und Keratan(-sulfat).

Die Glykosaminoglykane sind negativ geladen und ziehen Natriumkationen an, welche wiederum eine Wassereinlagerung bewirken. Die wie Flaschenbürsten aussehenden Proteoglykane sind von einer dicken Wasserhülle umgeben. Die Größe der Wasserhülle hängt von Anzahl, Länge und Typ der Glykosaminoglykanketten ab.[20]

Aufgrund dieses Wasserbindevermögens wirkt das hyaline Knorpelgewebe wie ein Schwamm: unter Druckbelastung wird Flüssigkeit aus dem Knorpel gepreßt und bei Entlastung saugt sich der Knorpel wieder mit Flüssigkeit voll.[21] Mit Hilfe dieses Pumpmechanismus werden die Knorpelzellen mit Nährstoffen versorgt und die Stoffwechselgifte aus dem Knorpelgewebe entfernt. Zugleich wirkt der Knorpel als Stoßdämpfer und das flüssigkeitsgetränkte Knorpelgewebe erlaubt optimale Gleiteigenschaften an der Knorpeloberfläche, weshalb sich die Gelenke nahezu reibungsfrei bewegen lassen.

Doch die Proteoglykane mit ihren Glykosaminoglykanketten sind empfindlich gegenüber Säuren. Verschiebt sich der pH-Wert im Knorpelgewebe, etwa infolge einer allgemeinen Übersäuerung des Körpers, die sich auch auf den pH-Wert der Gelenkflüssigkeit auswirkt, so werden Proteoglykane und Glykosaminoglykane zerstört. Auch freie Radikale wirken schädigend. Der Knorpel erfüllt dann seine Funktion der Wasserspeicherung immer weniger und allmählich wird die Knorpeloberfläche bei mechanischer Beanspruchung geschädigt und schließlich zerstört. Es kommt zur Arthrose, zum Verschleiß des Knorpelgewebes.

Der Anteil von Chondroitinsulfat im Knorpelgewebe soll bei Neugeborenen 95 Prozent betragen, bei Erwachsenen mit der üblichen Fehlernährung oftmals nur noch 50 Prozent, wodurch die Elastizität und Verschleißfestigkeit des Knorpels gemindert ist.[22]

Zur Erhaltung eines gesunden und verschleißfesten Knorpelgewebes ist es unerläßlich, sich gut mit Basenstoffen über die Nahrung zu versorgen, um Übersäuerung zu vermeiden. Das wird über eine Ernährung erreicht, die vor allem aus Früchten, Gemüse und Grünblattsalaten besteht. Auch gekochte Kartoffeln sind basenbildend.

Bänder, Sehnen, Muskeln, Schleimbeutel

Die beiden Knochen, die über ein Gelenk miteinander verbunden sind, werden durch innere und äußere Bänder zusammengehalten und stabilisiert. Die Bänder schränken die Beweglichkeit der Gelenke ein und schützen die Gelenke vor Überlastung in der Endstellung, vor Ausrenkung und Knochenbruch. Durch regelmäßige Bewegung werden die Kollagenfasern der Bänder gestärkt, so daß sich deren Zugfestigkeit deutlich erhöht und die Verletzungsgefahr verringert. Regelmäßige Bewegung verhindert damit Verstauchung, Überdehnung und Bänderriß. Allerdings gibt es auch Sportarten mit einer hohen Gefahr für Bänderverletzungen, etwa Abfahrtsskilauf und Turnen, Fußball und Judo.

Wird ein Gelenk für längere Zeit ruhiggestellt, verkürzen sich die Bindegewebsfasern der Bänder und die Beweglichkeit des Gelenks verringert sich. Regelmäßige Bewegung indes erhält die Beweglichkeit. Als besonders wertvoll haben sich hierbei Dehnungsübungen, Gymnastik und Yoga erwiesen. Unbeweglichkeit ist also weniger die Folge des Alterns, sondern der Bewegungsarmut. Selbst hochbetagte Menschen können durchaus ihre jugendliche Beweglichkeit erhalten, während Stubenhocker schon mit jungen Jahren steif und ungelenk werden. Gesunde Gelenke geben dem Körper eine anmutige Eleganz bei der Bewegung und vermitteln Jugendlichkeit, während steife Gelenke das beschwerliche Alter ankündigen.

In der Gelenkkapsel und in den Fasern der Bänder befinden sich Rezeptoren, die Signale über die Gelenkbelastung an das Nervensystem weiterleiten. Die Muskeln spannen sich reflexartig an, damit die Überlastung des Gelenks vermieden wird. Dadurch wird das Gelenk entsprechend der jeweiligen Belastungssituation sofort stabilisiert. Diese Art der dynamischen Gelenkstabilisierung wird durch Training verbessert. Also auch in dieser Hinsicht sind Sport und alltägliche Bewegung notwendig, um Gelenkverletzungen zu vermeiden.

Auch kräftige Muskeln und Sehnen schützen das Gelenk vor Überlastung. Zu ihrer Stärkung und Übung bedarf es regelmäßigen Trainings. Liegt ein Bein mehrere Wochen in Gips, verlieren die Sehnen innerhalb weniger Wochen achtzig Prozent ihrer Belastbarkeit. Ähnliches gilt für die Muskeln. Das zeigt, wie verhängnisvoll sich Bewegungsmangel auswirkt.

Schleimbeutel haben die Aufgabe, stark belastete Gelenke zu schützen, damit nicht Muskeln und Sehnen bei Bewegung auf dem Knochen reiben. Schleimbeutel befinden sich zum Beispiel am Knie und am Ellbogen.

Gelenkhaut und Gelenkflüssigkeit

Das Gelenk wird von der Gelenkkapsel umhüllt. Sie besteht aus zwei Schichten: Außen befindet sich straffes, festes Bindegewebe (Membrana fibrosa) aus kreuz und quer verlaufenden Kollagenfasern, und innen eine Schicht von lockerem Bindegewebe, der Gelenkinnenhaut (Membrana synovialis). Diese bildet die Gelenkflüssigkeit (Synovia), welche die Gelenkkapsel ausfüllt, den Knorpel befeuchtet und durchtränkt.

Die Gelenkflüssigkeit ist klar, farblos und von zähflüssiger Konsistenz. Sie enthält bei richtiger Ernährung alle zum Knorpelaufbau notwendigen Nährstoffe, unter anderem die oben erwähnten Glykosaminoglykane.

Die Gelenkflüssigkeit dient auch der Schmierung des Gelenks, so daß der Gleitwiderstand bei Bewegung minimiert wird und sich gesunde Gelenke beinahe reibungsfrei bewegen lassen. Mangelt es an Glykosaminoglykanen, wird die Gelenkflüssigkeit zunehmend wässerig und dünnflüssig, sie verliert ihre zähflüssige Konsistenz und erfüllt nur noch unzureichend ihre Schmiereigenschaften: Die Gelenkknorpel reiben aufeinander und verschleißen.

Der Körper arbeitet stets ökonomisch. Muskelfasern wachsen und werden gestärkt, wenn sie trainiert werden; die Knochen werden fester, wenn sie regelmäßig belastet werden. Ähnlich verhält es sich mit den Gelenken: Die Ausschüttung der Gelenkflüssigkeit wird bei Bewegung angeregt und kann bei längerer Stillegung des Gelenks völlig zum Erliegen kommen. Deshalb ist es kein Wunder, wenn so viele träge Stubenhocker im Alter unter Arthrose leiden. Die Erhaltung gesunder Gelenke erfordert somit Bewegung, am besten mehrmals täglich.

Ebenso wichtig wie die regelmäßige Bewegung ist die richtige Ernährung. Die Gelenkflüssigkeit muß alle notwendigen Nährstoffe enthalten. Mangelt es dem Körper an bestimmten Aminosäuren, an Magnesium oder Vitamin C, fehlt es auch der Gelenkflüssigkeit daran: Der Knorpel kann nicht mehr in ausreichendem Maße mit diesen zum Gewebeaufbau notwendigen Stoffen versorgt werden, wodurch die Regeneration beeinträchtigt und der Verschleiß des Knorpels begünstigt werden.

Die Gelenkinnenhaut hat außerdem die Aufgabe, Fremdstoffe und Stoffwechselabfälle aus der Gelenkflüssigkeit herauszufiltern. Abwehrzellen werden gebildet, falls Bakterien abgetötet werden müssen, wie es bei einer Gelenkentzündung der Fall ist. In solchen Fällen kann sich die Zusammensetzung der Gelenkflüssigkeit erheblich verändern.

Volkskrankheit Arthrose

Die Bezeichnung Arthrose stammt vom griechischen *arthros* (Gelenk) und bedeutet Gelenkverschleiß.

Arthrose ist in den Industrieländern weit verbreitet. Fünf Millionen Menschen leiden in Deutschland unter fortgeschrittener Arthrose, weitere fünfzehn Millionen unter Arthrose im Anfangsstadium (präarthrotische Deformität).[23] Mit zunehmendem Lebensalter steigt die Häufigkeit und der Schweregrad der Erkrankung.

Mit Arthrose sind immense Kosten verbunden: lebenslange Behandlung, Hüftgelenksoperationen (180 000 jährlich allein in Deutschland), Arbeitsunfähigkeit, Behinderung, Berufs- und Erwerbsunfähigkeit, vorzeitiger Rentenbezug, Invalidität, Pflegebedürftigkeit.

Arthrose ist aber keinesfalls eine zwangsläufige Alterserscheinung und auch keine unvermeidbare Verschleißkrankheit, denn es gibt genügend ältere Menschen, die über gesunde Gelenke verfügen, obwohl sie sich lebenslang körperlich gefordert und Ausdauersport betrieben haben. Andererseits leiden bereits viele junge Menschen unter Arthrose, obwohl sie ihre Gelenke stets geschont und keinerlei Sport getrieben haben. Arthrose ist kein Schicksal, sondern Ergebnis falscher Lebensweise und falscher Ernährung. Arthrose kann durchaus vermieden werden.

Gewiß unterliegt das Knorpelgewebe einer natürlichen Alterung. Aber bei natürlicher Ernährung und richtiger Lebensweise erfolgt diese so langsam, daß die Gelenke auch im Alter noch ihren Dienst erfüllen.

Im Anfangsstadium ist die Heilung der Arthrose möglich. Allerdings ist Heilung nur zu erwarten bei richtiger Ernährung und belastungsfreier Bewegung der geschädigten Gelenke, die täglich mehrmals erfolgen sollte. Die Ursachen, die zur Arthrose geführt haben, müssen beseitigt werden. Eine Ernährungskorrektur kann Wunder wirken. Die medizinische Arthrosebehandlung ist bestenfalls nutzlos, weil die Ursachen unberührt bleiben, oft genug sogar schädlich, wenn giftige Arzneimittel eingenommen werden.

Arthrose beginnt mit der Übersäuerung des Knorpelgewebes, in deren Folge es allmählich zerstört und zunehmend löchrig wird. Der Knorpel verliert an Elastizität und Festigkeit. Kollagenfasern und Fibrillen werden freigelegt und gelangen als Fremdkörper in die Gelenkflüssigkeit, wodurch sich der Reibungswiderstand erhöht und der Verschleiß der Knorpeloberfläche beschleunigt wird. Schließlich werden die ersten Beschwerden wahrgenommen: Steife Gelenke und Spannungsgefühl nach längerer Ruhepause, Knirschen und Knacken in den Gelenken, Schwellungen und „Einlaufschmerzen", die bei längerer Bewegung nachlassen. Neben „Einlaufschmerzen" des Arthrose-Gelenks können sich bei längerer Bewegung auch „Belastungsschmerzen" einstellen, die sich mit Dauer und Intensität der Belastung verstärken.

Die Arthrose kann über Jahre vollkommen beschwerdefrei verlaufen, denn das Knorpelgewebe ist nicht von Nerven durchzogen, weshalb bei Zerstörung des Knorpels keine Schmerzen warnen. Selbst eine ziemlich fortgeschrittene Arthrose muß noch keine Schmerzen bereiten. Erst das Röntgenbild gewährt Klarheit über den wahren Zustand der verschlissenen Gelenke. Die ersten Schmerzen stellen sich gewöhnlich erst ein, wenn die Knorpelschädigung von einer

Gelenkentzündung (Arthritis) begleitet wird oder wenn das Gelenk geschwollen ist. Ohne Arthritis beginnt das Arthrose-Gelenk erst zu schmerzen, wenn der Knorpel bis auf den Knochen durchgescheuert ist. Dieser oftmals schmerzfreie Verlauf macht die Arthrose so gefährlich. Es ist also schon ziemlich spät, wenn sich die ersten Schmerzen melden.

Bleiben die Ursachen bestehen, setzen sich Zerstörung und Verschleiß des Knorpels fort, nicht nur Kollagenfasern gelangen in die Gelenkflüssigkeit, sondern auch winzige Knorpelstücke werden herausgebrochen. Die Zerstörung greift immer weiter in die Tiefe. Der Verschleiß beschleunigt sich und nach einigen Jahren ist der Knorpel durchgescheuert und der Knochen muß die Gleitbewegung des Gelenks tragen. Spätestens in diesem Stadium wird jede Gelenkbewegung zur Qual. Die Gelenkschmerzen können das Leben zur Hölle machen, wenn Knochen auf Knochen reibt und nunmehr der Knochen durch Abrieb verschlissen wird. Dieses Endstadium, wenn bereits der Knochen in Mitleidenschaft gezogen ist, wird Osteoarthrose genannt.

Die Stadien der Arthrose

Die Arthrose läßt sich in fünf Stadien gliedern:

1. Primärläsion. Schädigung des Knorpelgewebes durch Übersäuerung, durch Ansammlung von Stoffwechselgiften und Nährstoffmangel. Die feine Lamellenstruktur geht zunehmend verloren, die Kollagenfibrillen werden freigelegt, gelangen in die Gelenkflüssigkeit und erhöhen den Reibungswiderstand. Die Knorpeloberfläche rauht sich auf. Doch das Knorpelgewebe kann sich bei Änderung der Ernährung und der Lebensweise regenerieren und die Oberfläche wieder vollkommen glatt werden.

2. Abrisse und Einrisse. Der Knorpel wird immer stärker geschädigt. Es entstehen tiefere Einrisse und winzige Knorpelbruchstücke werden herausgerissen. Diese Knorpelbruchstücke wirken wie Sand im Gelenk und beschleunigen den Verschleiß, die Knorpeloberfläche wird zunehmend aufgerauht. Die Gelenke knarren und knirschen, und können morgens schon recht steif sein. Es können sich bei Ausdauerbelastungen die ersten Beschwerden und „Belastungsschmerzen" einstellen. Aber selbst bei solch einer fortgeschrittenen Schädigung kann sich das Knorpelgewebe noch regenerieren.

3. Starker Knorpelabrieb. Der Reibungswiderstand erhöht sich durch die aufgerauhte Knorpeloberfläche und die Knorpelbruchstücke in der Gelenkflüssigkeit, wodurch sich der Knorpelverschleiß beschleunigt. Der Knorpel wird immer schneller abgerieben. Aber eine Regeneration ist selbst in diesem Stadium noch möglich. Der kritische Punkt ist jedoch erreicht, wenn der Knorpel zu dünn geworden ist, um seine Funktion zur Stoßdämpfung zu erfüllen. So kann der mittlerweile hauchdünne Knorpel bei stärkeren Stößen vollends aufreißen.

4. Knochenabrieb. Ist der Knorpel durchgescheuert oder aufgerissen und der Knochen freigelegt, ist der kritische Punkt überschritten und der Knorpel bleibend geschädigt. Der Körper versucht zwar, an den Rändern vermehrt Knorpelgewebe aufzubauen, um auf diese Weise den Abrieb des Knochens zu mindern, aber die weitere Verschlimmerung der Arthrose kann nun nicht mehr aufgehalten werden. Auch Statik und Stabilität des Gelenks verändern sich, wodurch sich der Verschleiß ebenfalls beschleunigt. Der Knochenabrieb kann sich fortsetzen, bis das Knochenmark freigelegt wird, sofern nicht zuvor ein künstliches Gelenk eingesetzt wird.

5. Abschluß der geöffneten Knochenhöhle durch Bindegewebe. Ist der Knochen bis zum Knochenmark durchgescheuert, kann von innen her eine narbenartige Platte über der geöffneten Knochenhöhle gebildet werden, die aber nur äußerst notdürftig die Aufgaben des Knorpels und Knochens übernehmen kann. Das Gelenk ist selbst bei Schonung kaum noch gebrauchsfähig.

Bei Stadium eins und zwei bestehen gute Heilungsaussichten, wenn die Ernährung korrigiert wird und die Gelenke mit den geschädigten Knorpeln täglich wohldosiert bewegt werden. Im fortgeschrittenen Stadium zwei sind die geschädigten Gelenke mehrmals täglich belastungsfrei zu bewegen.

Bei Stadium drei ist ebenfalls noch Heilung, zumindest aber Besserung möglich, allerdings muß in diesem Stadium das Übungsprogramm durchgehalten werden. Die geschädigten Gelenke müssen belastungsfrei bewegt werden, und die Belastung muß auf das unvermeidliche Maß verringert werden, damit der Verschleiß des Knorpels nicht schneller erfolgt als seine Regeneration. Wenn sich bei Hüftgelenksarthrose der Knorpel wieder halbwegs regeneriert hat, können auch wieder Wanderungen unternommen werden, ohne eine Überlastung der Gelenke befürchten zu müssen. Patienten mit fortgeschrittener Arthrose können also durchaus wieder Hoffnung schöpfen. Für die Erneuerung des Knorpelgewebes sind aber mindestens ein bis zwei Jahre nötig. Daher sind Geduld und Beharrlichkeit vonnöten.

Bei Stadium vier sind die gleichen Maßnahmen geboten: Richtige Ernährung und belastungsfreie Bewegung; aber das Gelenk ist bereits bleibend geschädigt, und es wird ein künstliches Gelenk eingesetzt werden müssen.

Nicht selten werden jedoch künstliche Gelenke unnötigerweise bereits bei Stadium zwei eingesetzt, ohne es auch nur mit Ernährungskorrektur und einer Therapie durch belastungsfreie Bewegung versucht zu haben. Ansonsten gilt: Je früher Ernährung und Lebensweise korrigiert werden, desto besser sind die Heilungsaussichten. Deshalb ist es so wichtig, keine Zeit zu verlieren und unverzüglich die krankmachenden Lebensgewohnheiten abzustellen.

Vermeidung der Gelenkdegeneration durch Bewegung

Gelenke müssen bewegt werden, wenn sie gesund bleiben sollen. Bewegungsmangel begünstigt Arthrose.

Bei Bewegung wird die Durchblutung der Gelenkhaut angeregt, es wird vermehrt Gelenkflüssigkeit gebildet und der Stoffwechsel zwischen Gelenkhaut und Gelenkflüssigkeit verbessert. Bewegung vermittelt Belastungsimpulse auf das Knorpelgewebe, wodurch jedesmal der Pumpmechanismus betätigt wird: Gelenkflüssigkeit wird unter Belastung aus dem Knorpel gepreßt und bei Entlastung kann sich der Knorpel wieder vollsaugen. Auf diese Weise wird die Nährstoffversorgung des Knorpelgewebes bis in die Tiefe sichergestellt; die sauren Stoffwechselprodukte der Knorpelzellen werden beseitigt. Regelmäßige Bewegung und Belastung sind notwendig, um den Knorpel zu entsäuern. Man muß nicht unbedingt ein Ausdauerprogramm verfolgen, die kürzere, aber täglich mehrmalige Bewegung ist viel wichtiger.

So ist es kein Wunder, wenn bei Stalltieren auffallend oft Arthrose festzustellen ist, während Arthrose bei Wildtieren selten vorkommt. Wildtiere bewegen sich, wodurch ihre Gelenke funktionstüchtig bleiben. Auch die Fütterung der Stalltiere mit „Kraftfutter" dürfte zur Arthrose beitragen, denn es ist ein Unterschied, ob ein Rind frische Kräuter und Gräser auf der Weide frißt oder Futtermischungen, bestehend aus säurebildendem Getreide und Sojaschrot, vielleicht gar noch versetzt mit säurebildendem Fisch- oder Tiermehl.

Tägliche Bewegung und Belastung der Gelenke regt die Kollagensynthese im Knorpelgewebe an, die Kollagenfasern werden gestärkt und besser miteinander verbunden, so daß sich die Verschleißfestigkeit des Knorpels erhöht. Ebenso wie Muskeln, Knochen, Sehnen und Bänder trainiert werden müssen, wenn sie stark bleiben sollen, benötigen auch Gelenkknorpel regelmäßig Belastung. Gewebe und Organe, die nicht gefordert werden, schwinden. Das gilt auch für den Gelenkknorpel. Nur bei regelmäßiger Bewegung bleibt der Knorpel intakt und behält seine Festigkeit und Elastizität.

Ideal sind regelmäßige Ausdauerbelastungen, wie Dauerlauf, Gehen und Wandern über längere Entfernungen, täglich mindestens fünf Kilometer zu Fuß oder zehn Kilometer mit dem Fahrrad. Nur so erfahren die Gelenke die notwendigen Belastungsimpulse in ausreichender Anzahl, vor allem jene Gelenke, die am häufigsten von Arthrose betroffen sind: Die Knie- und Hüftgelenke, die Sprunggelenke im Fuß sowie die Wirbelkörpergelenke.

Häufigkeit und Regelmäßigkeit sind wichtig: Es ist besser, ein Arthrose-Gelenk täglich zwölfmal für fünf Minuten zu bewegen, als einmal täglich für eine Stunde. Daher bringt es den Gelenken keinen Gewinn, wenn man die ganze Woche über am Schreibtisch und am Abend vor dem Fernseher sitzt und lediglich am Wochenende eine große Tour unternimmt. Die ganze Woche über fehlen die Belastungsimpulse und am Wochenende werden die Gelenke schnell überlastet, wodurch sich der Knorpelverschleiß beschleunigen und die Arthrose verschlimmern kann.

Gesunde Gelenke halten gewisse Zeiten der Bewegungsarmut ohne Schädigung aus; der Bewegungsmangel darf nur nicht zu einem Dauerzustand werden. Auch gelegentliche Gewalttouren werden von gesunden Gelenken ohne Schaden überstanden. Aber Gelenke mit Arthrose müssen unbedingt mehrmals täglich bewegt werden, um die Regeneration des geschädigten Knorpelgewebes in Gang zu setzen. Dabei ist jede Überlastung zu vermeiden.

Gelenke mit beginnender Arthrose dürfen allenfalls belastungsarm bewegt, Gelenke mit fortgeschrittener Arthrose möglichst nur belastungsfrei bewegt werden, damit Verschleiß vermieden und trotzdem die Knorpelregeneration angeregt wird.

Belastungsfrei heißt: Die Knorpelflächen dürfen während des Gleitens keinen Druck aufeinander ausüben, da unter Druck die aufgerauhten Knorpelflächen verschleißen und die Gelenkflüssigkeit an den Rand gepreßt wird. Eine infolge der Arthrose aufgerauhte Knorpeloberfläche hat die Eigenschaft, den Schmierfilm der Gelenkflüssigkeit leicht aufreißen zu lassen. Nur ein geschlossener Schmierfilm verspricht das reibungsarme Gleiten und dazu muß der Knorpel eine glatte Oberfläche haben. Reißt der Schmierfilm aufgrund der rauhen Knorpeloberfläche auf, so reibt der Knorpel trocken auf dem anderen Knorpel, und weiterer Knorpelverschleiß ist unvermeidlich.

Gelenke dürfen bei Bewegung niemals schmerzen. Belastungsschmerzen sind stets ein Zeichen der Überlastung. Aber auch ohne Schmerzen können die Gelenke überlastet werden; denn das Knorpelgewebe enthält keine Nerven, die bei Knorpelverschleiß mit Schmerzen warnen.

Gesunde Gelenke durch richtige Ernährung

Die richtige Ernährung ist ebenso wichtig wie die regelmäßige Bewegung. Werden dem Knorpelgewebe wichtige Nährstoffe vorenthalten, dann nützt auch das beste Bewegungsprogramm nur wenig. Bewegung und richtige Ernährung gehören untrennbar zusammen. Es genügt nicht, sich auf das eine *oder* andere zu beschränken.

Welche Ernährung verspricht gesunde Gelenke? Es ist die gleiche Ernährung, die uns auch ansonsten gesund erhält, nämlich Frischkost-Ernährung, vor allem reife Früchte, Grünblattsalate und Gemüse. Diese Nahrungsmittel enthalten reichlich all die Stoffe, die zum Knorpelaufbau benötigt werden: Vor allem Vitamin C, Magnesium, Spurenelemente und lebensnotwendige Aminosäuren. Mangelt es an einem der notwendigen Stoffe, kann der Knorpelaufbau blockiert werden, wodurch die Arthrose begünstigt wird.

Frischkost ist auch reich an Radikalfängern, die notwendig sind, um freie Radikale sofort unschädlich zu machen, bevor sie Schäden im Gewebe anrichten können. Zur Erhaltung gesunder Knorpel muß die Gelenkflüssigkeit reichlich Radikalfänger enthalten und das Knorpelgewebe gut mit Radikalfängern versorgt sein. Das wird bei weitgehender Frischkost-Ernährung gewährleistet. Zu den Radikalfängern gehören Vitamin C und E, Karotin und Karotinoide.

Wichtig ist außerdem das richtige Säure-Basen-Gleichgewicht. Verschiebt sich der pH-Wert im Gelenk und im Knorpelgewebe zum Sauren hin, werden die wasserbindenden Glykosaminoglykane zerstört, wodurch das Wasserbindevermögen und die Funktionstüchtigkeit des Knorpels nachläßt und verschleißanfällig wird. Durch Gewebeübersäuerung wird der Knorpel geschädigt und Arthrose wird die unvermeidliche Folge sein.

Das Säure-Basen-Gleichgewicht kann nur aufrecht erhalten werden, wenn dem Körper genügend Basenstoffe über die Nahrung zugeführt werden und die Zufuhr säurebildender Aminosäuren in erträglichen Grenzen gehalten wird. Basenstoffe können wohlgemerkt nur über die Nahrung und auf keinem anderen Wege zugeführt werden. Basenbildende Nahrungsmittel sind Früchte, Gemüse, Grünblattsalate, Kräuter und Kartoffeln. Zu den säurebildenden Nahrungsmitteln gehören Fleisch, Fisch, Wurst, Eier, Käse, Quark und Getreideprodukte, aber auch die meisten Hülsenfrüchte, Nüsse und Ölsamen.

Zur Erhaltung gesunder Gelenke sollte unsere Nahrung mindestens zu vier Fünfteln aus basenbildenden Lebensmitteln bestehen. Nicht nur unsere Gelenke, sondern unsere Gesundheit überhaupt wird dadurch gewinnen.

Frischgepreßte Möhrensäfte sind zur Heilung und Verhütung der Arthrose besonders vorteilhaft, weil sie die höchste Dichte an leicht verfügbaren Nährstoffen besitzen, die zum Knorpelaufbau benötigt werden. Deshalb sollten Arthrose-Patienten täglich wenigstens einen halben Liter Gemüse- bzw. Möhrensaft trinken.

Zu meiden sind leere Nahrungskalorien wie Fabrikzucker, Honig, raffinierte Stärke, Süßigkeiten und Weißmehlprodukte, konzentrierte Fette und Öle, denen es an basenbildenden Mineralstoffen fehlt, an Magnesium, Spurenelementen, an all den wichtigen Vitaminen, die zum Knorpelaufbau benötigt werden.

Gegen Arthrose wird mitunter empfohlen, Gelatine in Form von Gummibärchen zu essen. Aber dadurch kann Arthrose nicht gemildert werden. Die *Medical Tribune* schreibt: „Bis zum heutigen Tag gibt es für die Behauptung, daß die Aufnahme von Gelatine sich positiv auf den Verlauf von Arthrosen auswirkt, keinen einzigen wissenschaftlich fundierten Nachweis." [24]

Gelatine wird aus Schlachtabfällen durch Verkochen und Hydrolisieren von Bindegewebe, von Haut und Knochen gewonnen. Gelatine ist somit zerstörtes und chemisch modifiziertes Kollagen. Doch an Aminosäuren, den Grundstoffen zum Knorpelaufbau, besteht kein Mangel, es sei denn, man ernährt sich ausschließlich von Weißmehlerzeugnissen und Süßigkeiten. Deshalb ist es unsinnig, Gummibärchen zu essen, die zum größten Teil aus Fabrikzucker bestehen und zu einem kleinen Rest aus Gelatine, ferner aus Farbstoffen und Aromastoffen, um überhaupt einen gewissen Eigengeschmack zu erreichen. Gummibärchen fehlt es an allem, was zum Knorpelaufbau benötigt wird. Wer Gummibärchen ißt, erreicht für seine Gelenke das Gegenteil, und läuft außerdem Gefahr, sich sein Gebiß durch Karies zu zerstören.

Weitere Ursachen für Arthrose

Neben den beiden Hauptursachen für Arthrose – Bewegungsmangel und Fehlernährung – gibt es weitere Ursachen und begünstigende Faktoren, die nachfolgend zusammengefaßt werden:

Bei *Fehlstellung der Knochen* werden die Gelenke einer Belastung ausgesetzt, für die sie nicht geschaffen sind. Man denke an X-Beine und O-Beine, an Hüftpfannenfehler, Fehlwachstum nach Verletzungen und Knochenbrüchen.

Fehlstellungen der Knochen sind aber nur selten Schicksal, meist handelt es sich um eine Degenerationserscheinung oder um die Folge einer Erkrankung. Starker Vitamin-D-Mangel infolge Sonnenmangels kann beispielsweise zu einer Knochenerweichung führen, die bei Kindern Rachitis genannt wird und bei Erwachsenen Osteomalazie. Unter der Körperlast verbiegen sich die weichen Beinknochen. Selbst wenn der Vitamin-D-Mangel behoben wird und die Beinknochen wieder aushärten, werden durch die bleibende Knochenverformung die Gelenkknorpel falsch belastet und können zunehmend verschleißen. Das Arthroserisiko ist erhöht.

Die Degeneration der Knochen und Knorpel, etwa bei Rückgratverkrümmung (Skoliose) oder Scheuermann-Krankheit, kann auch andere Ursachen haben. Meist sind diese Erkrankungen auf eine Mangelversorgung infolge falscher Ernährung zurückzuführen, auf einen Mangel an wichtigen Vitaminen und Mineralstoffen, oder auf eine Störung des Hormonhaushalts. Deshalb ist es wichtig, bereits von Geburt an die Versorgung mit allen Nährstoffen sicherzustellen und auf die richtige Ernährung zu achten, damit eine Deformation und Fehlstellung der Knochen vermieden wird. Für einen gesunden Hormonhaushalt sind außerdem Bewegung und Sonnenbaden unerläßlich, ferner Tageslicht und kein naturwidriges Kunstlicht durch Leuchtstoffröhren und Energiesparlampen. (Siehe *„Sonnenlicht – das größte Gesundheitsgeheimnis"* von THOMAS KLEIN.)

Bewegungsmangel und langes Sitzen begünstigen Haltungsfehler, die wiederum Fehlstellungen der Wirbel und später Arthrose der Wirbelgelenke begünstigen. Auch in dieser Hinsicht ist tägliche Bewegung notwendig und die Begrenzung der sitzend verbrachten Zeit.

Außerdem muß Körperbewußtsein entwickelt und trainiert werden, damit beim Gehen, besonders aber beim Sitzen und Stehen auf eine gerade Körperhaltung geachtet wird. Aufrechte Haltung ist zur Vermeidung von Haltungsfehlern und Fehlstellung der Wirbel unerläßlich. Haltungsfehler dürfen sich gar nicht erst einschleifen.

Der Rücken kann sich auch durch Bandscheibenschäden und durch eingebrochene Wirbel infolge fortgeschrittener Osteoporose allmählich krümmen, wobei sich die Wirbelsäulenanatomie verändert und die Wirbelkörpergelenke fortan einem erhöhten Verschleiß ausgesetzt sind. (Zur Verhütung siehe *„Osteoporose – die folgenschweren Irrtümer der Osteoporose-Medizin"* von THOMAS KLEIN.)

Sonnenmangel. Zum Aufbau gesunden Knorpelgewebes wird Vitamin D benötigt, welches bei Sonnenstrahlung in der Haut gebildet wird. Aufgrund von Sonnenmangel haben viele Menschen selbst im Sommer einen unterschwelligen Vitamin-D-Mangel, einfach weil ihre Haut zuwenig der Sonne ausgesetzt wird, zumal der Bedarf weitaus höher ist als bisher angenommen. Die Zufuhr von Vitamin D über die Nahrung ist meist völlig ungenügend und Vitamin-D-Präparate haben viele Nachteile gegenüber dem selbstgebildeten Vitamin D. (Siehe *„Sonnenlicht – das größte Gesundheitsgeheimnis"* von THOMAS KLEIN.)

Überlastung. Bewegung ist unerläßlich zur Erhaltung gesunder Gelenke. Doch die Gelenke dürfen auch nicht überlastet werden. Wer in Bewegungsarmut dahingelebt hat, sich aber wieder bewegen möchte, muß maßvoll beginnen, sich täglich bewegen und die Belastung allmählich steigern, damit der Körper Zeit findet, die Gelenkknorpel wie Muskeln, Bänder und Sehnen zu stärken, damit die Gelenke schließlich unbeschadet stärkeren Belastungen standhalten.

Gleiches gilt für die *Überlastung im Beruf.* Bei hockender und kniender Arbeit können die Kniegelenke auf Dauer geschädigt werden. Das ständige Heben und Tragen schwerer Lasten belastet übermäßig die Wirbelgelenke, die Hüft-, Knie- und Sprunggelenke und kann ebenfalls Arthrose begünstigen, wenngleich die Gelenke bei richtiger Ernährung und gesunder Lebensweise viel aushalten, ohne Schaden zu nehmen.

Auch Haltungsfehler können die Gelenke übermäßig belasten, wodurch der Knorpelverschleiß begünstigt wird. Man denke nur an die Haltungsfehler, die durch Schuhe mit hohen Absätzen erzwungen werden.

Bei einer schlecht durchgeführten Gebißsanierung kann sich der Biß verschieben, so daß die Kiefergelenke beim Kauen überlastet werden und sich mit der Zeit eine Kiefergelenksarthrose entwickeln kann.

Hohe Verletzungsgefahr besteht bei Kontaktsportarten aufgrund gegnerischer Einwirkung, z.B. bei Fußball, Handball, Rugby, Judo oder Ringen. Die dabei erlittenen Gelenkverletzungen können später Arthrose begünstigen.

Sportarten mit schlagartiger Belastung können zu Gelenkverschleiß führen, z.B. beim Tennis der Ellenbogen, beim Abfahrtslauf die Knie (bei schweren Stürzen infolge

der enormen Torsionskräfte), beim Turnen die Hand-, Fuß-
und Wirbelgelenke (vor allem bei Stürzen). Generell können schwere Gelenkprellungen und Verstauchungen später
Arthrose begünstigen. Auf jeden Fall müssen Verletzungen
ausheilen, bevor die Gelenke erneut belastet werden.

Operation der Gelenke (Entfernung des Meniskus, Operation der Bänder, Knorpelglättung). Das Gelenk kann dadurch
seine Stabilität verlieren, was zu ungünstiger Belastung und
damit übermäßiger Abnutzung des Knorpels führt.

Übergewicht wird als ein Risikofaktor für Arthrose angesehen, weil die Gelenke durch das höhere Körpergewicht
stärker belastet werden. In der Tat leiden Übergewichtige
häufiger unter Arthrose als schlanke Menschen. Doch die
Gründe hierfür liegen wohl eher darin, daß übergewichtige
Personen die Freude an der Bewegung verlieren und träge
werden. Der Bewegungsmangel schadet den Gelenken weitaus mehr, als es durch eine höhere Gewichtslast der Fall
ist. Hinzu kommt, daß Übergewicht meist das Ergebnis des
reichlichen Verzehrs von Süßigkeiten und Weißmehlprodukten ist, von Brot, Nudeln und anderer stärkereicher Nahrung,
von Fleisch, Wurst und von fettreichen Nahrungsmitteln.
Diesen Nahrungsmitteln mangelt es an Stoffen, die zum
Aufbau gesunder Gelenke benötigt werden. Deshalb ist es
nicht das Übergewicht an sich, sondern die Fehlernährung,
die zur Arthrose geführt hat. So ist es kein Wunder, wenn
Übergewichtige auffallend oft an Fingergelenksarthrose
leiden, obwohl die Fingergelenke wahrlich nicht durch das
Übergewicht belastet werden.[25] Fingergelenksarthrose ist ernährungsbedingt.

Störung des Hormonhaushalts. Zum Knorpelaufbau werden Wachstumshormone wie Testosteron benötigt. Testoste-

ron wird bei körperlicher Belastung gebildet, aber auch bei Besonnung der Haut, wobei sich die Testosteronsynthese verdoppeln kann, wenn die Geschlechtsteile besonnt werden – ein Grund mehr, die Freikörperkultur bei jeder Gelegenheit zu pflegen.[26] Sport und Sonnenlicht regen über die körpereigene Testosteronsynthese den Knorpelaufbau an.

Im Gegensatz zum Testosteron können Streßhormone den Gewebeabbau und damit auch den Knorpelverschleiß beschleunigen. Streßhormone werden gebildet bei Überarbeitung und Erschöpfung, bei ständigem Leistungs- und Termindruck, bei Sorgen, Angst und Lärmstreß, bei elektromagnetischer Bestrahlung durch Mobilfunksender und Basisstationen von Schnurlos-Telefonen, bei naturwidrigem Licht durch Leuchtstoffröhren und Energiesparlampen.[27] Körperliche Bewegung, helles Tageslicht und Sonnenlicht helfen hingegen, Streßhormone schnell wieder abzubauen.[28]

Der Hormonhaushalt kann schwerwiegend gestört werden durch Hormonpräparate und zahlreiche Arzneimittel. Hormonpräparate halten in der Regel nicht das, wofür sie angepriesen werden, aber sie können großen Schaden anrichten – nicht nur an den Gelenken.[29] Auch Umweltgifte wie Pestizidrückstände in der Nahrung können den Hormonhaushalt stören und Arthrose begünstigen.

Probleme mit künstlichen Gelenken

Verschlissene Gelenke können durch Kunstgelenke ersetzt werden. Die Fortschritte der modernen Prothesenmedizin verführen jedoch dazu, künstliche Gelenke viel zu früh zu implantieren, mitunter schon im zweiten Arthrose-Stadium, wenn chronische Gelenkschmerzen die Arthrose begleiten und das Leben zur Qual machen. Es ist allerdings nicht die Knorpelzerstörung selbst, die Schmerzen bereitet, sondern die Entzündung des Gelenks und seine Überlastung mit Stoffwechselgiften wie Harnsäure. Schmerzhafte Gelenkentzündungen lassen sich mit Fasten und richtiger Ernährung überwinden und die geschädigten Knorpel könnten sich regenerieren, wenn die Gelenke regelmäßig und belastungsfrei bewegt werden und der Patient seine Ernährung korrigiert. Selbst im dritten Arthrose-Stadium kann bei richtigem Verhalten noch Heilung erwartet werden.

Bei allen Fortschritten der Prothesenmedizin sei daran erinnert, daß auch die besten Kunstgelenke bei weitem nicht so belastbar sind wie natürliche Gelenke und daß diese wirklich nur eingesetzt werden sollten, wenn der Knorpel durchgescheuert und keine Regeneration mehr zu erwarten ist. Mit künstlichen Gelenken muß man sich vorsehen und Belastungen vermeiden, die natürliche Gelenke ohne weiteres aushalten.

Am häufigsten werden künstliche Hüftgelenke implantiert, weil diese neben den Knien den stärksten Belastungen ausgesetzt sind und die Arthrose dort am schnellsten fortschreitet. Jährlich werden in Deutschland 180 000 künstliche Hüftgelenke implantiert. Die Operation kostet etwa 10 000 Euro, und ist nicht immer erfolgreich. Ein Fünftel der Operierten klagt über bleibende Schmerzen. Nicht selten lockert sich die Verbindung zwischen der Innenprothese und dem Knochen. Dann wird ein weiterer Eingriff notwendig. In der Regel hält eine künstliche Hüfte nur fünfzehn Jahre.[30] Starke Belastungen, etwa durch Sport oder Übergewicht, können eine vorzeitige Erneuerung erforderlich machen. Je häufiger aber eine Prothese ausgetauscht wird, desto schwieriger ist es, sie fest zu verankern. – Alles Gründe, sich rechtzeitig um die Gesunderhaltung der Gelenke zu kümmern.

Die Implantation künstlicher Gelenke ist bei weitem nicht so gefahrlos, wie mitunter dargestellt. Zu den häufigsten Komplikationen während und nach der Operation gehören:

- Thrombosen und Embolien mit Blockade der Blutgefäße.
- Verletzung der Bänder und Blutgefäße.
- Verletzung und Durchtrennung der Nerven. Das Gewebe um die Gelenke ist von einem dichten Nervengeflecht durchzogen. Auch dem vorsichtig arbeitenden und routinierten Chirurgen kann es passieren, daß er größere Nerven durchtrennt. Es kann zu Empfindungsstörungen und Lähmungen kommen. Oftmals verlieren sich die Beschwerden in den Wochen und Monaten nach der Operation. Mitunter bleiben sie aber auch lebenslang bestehen.
- Nach Implantation eines künstlichen Hüft- oder Kniegelenks kann es zu Beinlängendifferenzen kommen. Diese Unterschiede müssen durch verschieden hohe Absätze an den Schuhen ausgeglichen werden.
- Beim Einschlagen der Endoprothese in die Bohrung kann der Knochen brechen. Das passiert zwar selten, aber Osteoporose-Patienten sind durchaus gefährdet.
- Wundheilungsstörungen und Infektionen, Blutergüsse und Nachblutungen.
- Verklebungen und Verwachsungen rund um das Kunstgelenk.
- Achsenfehlstellung. Bei kompliziert aufgebauten Gelenken wie Knie und Schulter kann es auch erfahrenen Chirurgen passieren, daß keine anatomisch optimale Achsenposition hergestellt ist. Die Beweglichkeit ist einge-

schränkt, und die Bewegung des Gelenks kann Schmerzen bereiten.

- Lockerung der Prothese, meist infolge einer Überlastung. Eine Lockerung muß möglichst früh erkannt werden, damit die Prothese bei einer erneuten Operation wieder befestigt werden kann.
- Ausrenkung des künstlichen Gelenks.[31]

Aber das ist noch nicht alles. Gefahr droht langfristig auch durch den Verschleiß. Bestehen die künstlichen Gelenke an der Gleitschicht aus Kunststoff, können feine abgeriebene Partikel Immunreaktionen auslösen. Gefährlich ist der Abrieb an metallischen Gleitschichten der Kunstgelenke. Der Metallabrieb wird zersetzt, Metall-Ionen wie Kobalt und Chrom gelangen ins Blut und belasten den gesamten Körper. Ein erhöhter Spiegel an Metall-Ionen in Blut und Urin konnte bei Personen mit solchen Kunstgelenken nachgewiesen werden. Die langfristige Giftwirkung ist derzeit noch nicht abzusehen. Bedenklicherweise werden Arthrose-Patienten künstliche Gelenke immer früher eingesetzt, zum Teil schon mit unter fünfzig Jahren. Aber je früher die Implantation erfolgt, desto länger wird der Körper durch den Metallabrieb belastet und desto früher können Schäden entstehen infolge einer Metallose (Metallvergiftung mit Krankheitsfolge). Man denke nur daran, wie leicht Nerven und Gehirn durch Metall-Ionen bleibend geschädigt werden.[32] (Erinnert sei in diesem Zusammenhang an die langfristig toxische Wirkung von Amalgam-Füllungen, Dentallegierungen sowie Zahnimplantaten aus Titan. Siehe *„Energieverlust und Krankheit durch Zahnherde"* von THOMAS KLEIN.)

Es ist sicher wertvoll, wenn verschleißfestere Legierungen entwickelt werden, deren Abriebpartikel weniger toxisch wirken. Dennoch sollte das Augenmerk darauf gerichtet werden, zuerst den geschädigten Knorpel der Gelenke mittels belastungsfreier Bewegung und naturgemäßer Ernährung zu regenerieren. An die Implantation von Kunstgelenken sollte man erst denken, wenn wirklich nichts mehr zu retten ist.

Die moderne Prothesenmedizin ist wertvoll für Arthrosepatienten mit durchgescheuertem Knorpel oder gar schon abgestorbenem Knochengewebe. Doch die Errungenschaften der Medizin dürfen nicht dazu verführen, zu früh Kunstgelenke zu implantieren, wenn noch Hoffnung auf Regeneration des Knorpelgewebes besteht. Die Risiken und möglichen Komplikationen dürfen nicht geringgeschätzt werden; und auch die hohen Kosten gilt es zu berücksichtigen.

Arthrose der Hüftgelenke

Besonders häufig von Arthrose betroffen sind Hüft- und Kniegelenke, weil sie das Körpergewicht tragen müssen und beim Laufen am stärksten belastet werden. Die Belastungsspitzen beim Rennen betragen ein vielfaches der statischen Gewichtslast. Während im Kniegelenk die Last auf eine größere Knorpelfläche verteilt wird, konzentriert sich diese im Hüftgelenk auf eine kleine Fläche, so daß im Hüftgelenk die Flächenpressung am höchsten ist. Deshalb macht sich Arthrose oftmals zuerst im Hüftgelenk bemerkbar und daher werden vor allem künstliche Hüftgelenke in so großer Anzahl eingesetzt.

Erstes Anzeichen für Hüftgelenksarthrose ist Steifheit nach Ruhepausen und ein vorübergehender Belastungsschmerz in der Hüfte, etwa nach einer langen Wanderung. Je kürzer die Strecke, die noch schmerzfrei gegangen werden kann, um so schlimmer ist die Hüftgelenksarthrose. Schmerzen in der Hüfte können jedoch auch andere Ursachen haben.

Arthrose der Kniegelenke

Kniegelenkarthrose macht sich ebenfalls durch ein Spannungs- und Steifheitsgefühl bemerkbar. Bei fortschreitender Arthrose kommt es zu Anlaufschmerzen, später zu Belastungsschmerzen. Schließlich fangen die Gelenke bei Bewegung an zu knacken, zu knarren und zu knirschen. Die Beweglichkeit des Kniegelenks nimmt ab und die Knie können immer weniger gebeugt werden, je weiter sich die Arthrose verschlimmert.

Arthrose der Sprunggelenke

Das obere Sprunggelenk ist bei Frauen relativ häufig von Arthrose betroffen. Der Grund besteht im Tragen von Schuhen mit hohen Absätzen, wodurch eine Belastung erzwungen wird, für die das obere Sprunggelenk nicht geschaffen ist. Außerdem erhöht sich bei solchen Schuhen die Verletzungsgefahr durch Umknicken. Jede Gelenkverletzung kann wiederum später Arthrose begünstigen, selbst wenn die Beschwerden infolge der Verletzung bald wieder abgeklungen sind.

Zur Erhaltung der Sprunggelenke sind flache und bequeme Schuhe mit weichen Sohlen zu empfehlen. Am besten ist das Barfußlaufen, wozu im Sommer jede Möglichkeit genutzt werden sollte, sei es im Garten oder im Hause.

Eine wenig bekannte, aber häufige Ursache von Rückenschmerzen ist die Arthrose der kleinen Wirbelkörpergelenke (Facettengelenke). Jeder Wirbelkörper verfügt über vier solcher Facettengelenke neben den zwei Bandscheibengelenkflächen; die Brustwirbelkörper besitzen zudem vier Rippengelenkflächen.

Infolge Fehlernährung und Bewegungsarmut degenerieren und schrumpfen die Bandscheiben. Dadurch verändert sich die Statik der Wirbelsäule, sie wird zunehmend instabil und die Wirbelkörpergelenke werden übermäßig belastet – eine Beanspruchung, für die sie nicht geschaffen sind. Der zarte Knorpel dieser feinen und empfindlichen Gelenke nutzt sich ab, bis früher oder später Knochen auf Knochen reibt. Die Beweglichkeit der Wirbelkörpergelenke läßt nach, der Rücken wird steif, und vor allem am Morgen nach dem Aufstehen bereitet das Bücken Probleme. Infolge fortgeschrittener Knochenabnutzung und geschwundener Spannkraft der Bandscheiben können schließlich die aus dem Rückenmark seitlich zwischen den Wirbeln austretenden Nerven gequetscht werden und es kommt zu Rücken- und Kreuzschmerzen, anfangs gelegentlich, später immer öfter und schließlich dauerhaft. Die Schmerzen können im Endstadium äußerst stark sein und werden nicht selten mit einem Bandscheibenvorfall verwechselt. Vor allem die Lenden- und Halswirbelsäule sind betroffen, während an den wenig beweglichen Gelenken der Brustwirbelsäule selten Arthrose festzustellen ist.

Der Körper versucht den Verschleiß der Wirbelgelenke auszugleichen, indem Bänder und Muskeln verstärkt werden. Doch die zunehmende Instabilität der Wirbelsäule überfordert die Rückenmuskeln, so daß dauerhafte Verspannungen und Rückenschmerzen die Folge sein können. Als Ausgleich für den Verschleiß der Wirbelgelenke baut der Körper Knochengewebe an den Gelenkflächen an, um die Funktionsfähigkeit der verschlissenen Gelenke zu erhalten. Es entstehen Aufrauhungen und Erhebungen, Knochenzakken und Knorpelzellwülste am Gelenkrand. Doch diese ausgleichende Knochenwucherung droht früher oder später die seitlich austretenden Nerven zu drücken und zu verletzen, besonders wenn die Spannkraft der Bandscheiben weiter nachläßt. Scharfe Kanten dieser Knochenwucherungen können die Nerven empfindlich reizen. Dadurch kann es zu heftigen Ischias- und Schulter-Arm-Schmerzen kommen.

Mitunter wird die Spondylarthrose von einer Spondylarthritis begleitet, der Entzündung der Wirbelkörpergelenke.

Arthritis

Wird Arthrose von einer Gelenkentzündung (Arthritis) begleitet, so wird von einer aktivierten Arthrose gesprochen. Sie ist gewöhnlich mit Schwellung und Schmerzen verbunden. Die Beweglichkeit des Gelenks ist eingeschränkt, die meist gerötete Haut über dem Gelenk fühlt sich warm an.

Arthritis bleibt selten auf ein Gelenk beschränkt (Monarthritis), meist sind bald darauf weitere Gelenke betroffen (Polyarthritis). Von einer Periarthritis wird gesprochen, wenn auch Gewebe außerhalb des Gelenks entzündet sind.

Arthritis ist bei älteren Menschen recht weit verbreitet und kann zu schweren Gelenkschäden führen, bis hin zu bleibender Behinderung. Die Entzündung begünstigt den Knorpelverschleiß, weil sich im entzündeten Gelenk die Konsistenz und Zusammensetzung der Gelenkflüssigkeit verändert und ihre Schmierwirkung beeinträchtigt ist.

Untersuchungen haben ergeben, daß Patienten mit Polyarthritis eine um 8 bis 15 Jahre kürzere Lebenserwartung haben als der Durchschnitt. Das wird darauf zurückgeführt, daß sich die Patienten aufgrund ihrer Gelenkschmerzen kaum noch bewegen und schließlich die Lebenskraft aufgrund des Bewegungsmangels immer weiter abnimmt und so ein vorzeitiger Tod begünstigt wird.[33] Zu bedenken ist auch, daß die Ernährung, die zu Arthritis führt, generell ungesund ist und das Leben verkürzt. Außerdem sind Arzneimittel gegen Arthritis giftig und eine chronische Arzneivergiftung infolge der Arthritisbehandlung dürfte ebenfalls die Lebensdauer verkürzen.

Der Grund für Arthritis besteht in einer Anreicherung von Stoffwechselgiften im Gelenk (Toxikose). Deshalb ist gewöhnlich auch nicht nur ein Gelenk betroffen, sondern mehrere in verschiedenen Teilen des Körpers, ja selbst Gewebe außerhalb des Gelenks können entzündet sein. Man denke nur an das Weichteilrheuma, das nicht selten mit Arthritis einhergeht. Die Hypothese der Toxikose wird ebenso durch die Beobachtung gestützt, daß Arthritis nicht selten gemeinsam mit Hauterkrankungen wie Schuppenflechte (Psoriasis) auftritt – daher auch die Krankheitsbezeichnung Psoriasis-Arthritis (Arthritis psoriatica). Ausschläge und Ekzeme zeigen, daß der Körper bestimmte Stoffe über die Haut auszuscheiden versucht und aufgrund der Toxikose um Entgiftung bestrebt ist. Im Falle der Gicht (Arthritis urica) ist erwiesen, daß die Gelenkentzündung auf eine Ablagerung von Harnsäuresalzen zurückzuführen ist (Harnsäure-Toxikose).

Eine akute Polyarthritis geht oftmals mit Mattigkeit und einem allgemeinen Krankheitsgefühl einher und kann von Kopfschmerzen begleitet werden, von Fieber, Frösteln, Schweißausbruch und Appetitmangel – alles Anzeichen dafür, daß sich diese Arthritis-Patienten in einer schlechten gesundheitlichen Allgemeinverfassung befinden und ihr Körper mit Stoffwechselgiften überlastet ist. Bei einer chronischen, das heißt dauerhaften Polyarthritis können sich schließlich Bindegewebe im ganzen Körper entzünden. Auch die inneren Organe, wie Herz, Lungen und Nieren können betroffen sein. Mitunter kann sich die Milz vergrößern, die Arterien und die Bindehaut der Augen können sich ebenfalls entzünden.

Worin liegen nun aber die Ursachen für Arthritis? Die Hauptursache ist Fehlernährung. Mittels naturgemäßer Ernährung kann Arthritis vermieden und auch dauerhaft geheilt werden, sofern sich durch die chronischen Entzündungen nicht schon bleibende Schäden in den Gelenken ergeben haben. Selbst schwere Polyarthritis kann mit der richtigen Ernährung in der Regel recht bald überwunden werden. Die Heilnahrung sollte vorzugsweise aus reifen Früchten sowie Grünblattsalaten und Gemüse bestehen. Auch frisch gepreßte Möhren- und Gemüsesäfte sind vorteilhaft. Bei solch einer Ernährung kann der Körper die angesammelten Stoffwechselgifte beseitigen und die Entzündung in allen Gelenken klingt von allein ab.

Auch wenn in medizinischen Kreisen dieser Erklärung Skepsis entgegengebracht wird, so läßt sich diese Hypothese in jedem Einzelfall durch eine Ernährungsänderung prüfen. Wichtig dabei ist jedoch, sich nicht mit Halbheiten zu begnügen, sondern konsequent Obst und Gemüse über einen längeren Zeitraum zu essen und auch nach der Heilung damit fortzufahren.

Ebenfalls kann eine richtig durchgeführte Fastenkur Wunder wirken, weil der Körper beim Fasten seine Lebenskraft in die Beseitigung von Stoffwechselgiften investieren kann. Deshalb verschwindet Arthritis am schnellsten durch Fasten.[34] Allerdings, so heißt es in der medizinischen Literatur, sei diese Heilwirkung auf die Zeit des Fastens beschränkt; das ist aber auch verständlich, wenn nach dem Fasten wieder die gleichen Nahrungsmittel gegessen werden, die zur Arthritis geführt haben.[35] Will der Patient dauerhaft von Arthritis und anderen Krankheiten verschont bleiben, muß nach dem Fasten die Ernährung korrigiert werden.

Auch regelmäßige Bewegung hilft, Arthritis zu vermeiden, weil Bewegung den Stoffwechsel im Gelenk anregt, so daß Stoffwechselgifte besser entfernt werden können. Arthritis-Patienten sollten sich hingegen maßvoll bewegen, belastungsfreie Bewegung bevorzugen und, wenn infolge der Ernährungsumstellung die Beschwerden abklingen, die tägliche Bewegung allmählich intensivieren.

Regelmäßige und ausgiebige Sonnenbäder haben sich bei Arthritis als vorteilhaft erwiesen. Sonnenlicht erwärmt die entzündeten Gelenke, regt die Entgiftung an und stärkt die Abwehrkräfte. Die Heliotherapie sollte ergänzend zur Ernährungskorrektur eingesetzt werden. (Siehe *„Sonnenlicht – das größte Gesundheitsgeheimnis"* von THOMAS KLEIN.)

Arthritis kann auch durch Bakterienherde entstehen, etwa in toten Zähnen oder im Kieferknochen an der Wurzel toter Zähne. Die Stoffwechselgifte der Bakterien sind hochgiftig, so daß kleinste Mengen genügen, um das Befinden zu beeinträchtigen und schwere Krankheiten hervorzurufen. Solche Bakterienherde entwickeln sich früher oder später auch an korrekt wurzelgefüllten toten Zähnen, einfach weil viele der seitlichen Wurzelkanäle nicht abgefüllt werden können und schon gar nicht die unzähligen feinen Dentinkanälchen. So verbleibt genug organische Masse, die allmählich von Fäulnisbakterien zersetzt wird. Die hochgiftigen Stoffwechselprodukte dieser Fäulnisbakterien belasten den Körper und damit auch die Gelenke. Deshalb ist bei Arthritis und Gelenkschmerzen grundsätzlich das Gebiß zu prüfen und gegebenenfalls zu sanieren. (Siehe hierzu ausführlich *„Energieverlust und Krankheit durch Zahnherde"* von THOMAS KLEIN.)

Bei einer Arthritis aufgrund von chronischen Bakterienherden ist Frischkost-Ernährung zwar von Vorteil, aber die Ernährungsumstellung bleibt ohne durchgreifenden Erfolg, weil die Ursache bestehen bleibt. Die Ursache muß behoben, die Bakterienherde müssen beseitigt werden, erst danach kann eine wirkliche Heilung erfolgen.

Zu einer Gelenkentzündung muß es nicht allein durch Bakteriengifte kommen. Auch von außen zugeführte Gifte können Arthritis nach sich ziehen. In diesem Zusammenhang seien vor allem Arzneimittel zu nennen wie Procainamid gegen Herzrhythmusstörungen, Blutdrucksenker, Blutfettsenker, Aknemittel, Alpha-Interferon gegen Hepatitis oder Krebs.[36]

Rheuma

Typisch für Rheuma sind ziehende und reißende Schmerzen in Armen und Beinen, in den Gelenken, im Rumpf und in der Muskulatur. Auch Sehnen, Bänder und Schleimbeutel können entzündet sein. Rheuma kann begleitet werden von Hautausschlägen, Juckreiz, geschwollenen Lymphknoten, geschwollener Milz und Leber – alles Anzeichen einer Überlastung mit sauren Stoffwechselgiften. Entzündet sind nicht nur die schmerzenden Gewebe, Entzündungen können begleitend überall im Körper auftreten und zu bleibenden Schäden führen, zu Lungenfibrose (Vernarbung des Lungengewebes), Herzbeutelentzündung, Entzündung der Augen, Entzündung der Blutgefäße.

Bei Rheuma kommt es infolge der Überlastung mit Stoffwechselgiften auch zu Autoimmunreaktionen, bei denen das Immunsystem körpereigenes Gewebe angreift. Rheumaknoten, die Verhärtung von Gewebe, deuten ebenfalls auf eine Überlastung mit Stoffwechselgiften hin.

Bei rheumatoider Arthritis, auch chronische Polyarthritis genannt, ist die Gelenkschleimhaut entzündet (Synovitis). Die Haut über den Gelenken ist gerötet, die Gelenke schmerzen, sie sind geschwollen und fühlen sich warm an. Die Entzündung kann auf Schleimbeutel und Sehnen übergreifen, sie zerstört Knorpel und Gelenkknochen, wobei es in den entzündeten Gelenken zu schweren Deformationen kommt und die Gelenke bleibend geschädigt werden. Die Patienten fühlen sich matt, müde und kraftlos.

Bei der Bechterew-Krankheit (Spondylitis ankylosans), die zu den rheumatischen Erkrankungen gezählt wird, sind die Wirbelgelenke entzündet und bereiten Schmerzen, wobei sich mit der Zeit und fortschreitender Erkrankung die Wirbelgelenke versteifen, schließlich verknöchern und zunehmend miteinander verwachsen. Die Wirbelsäule versteift sich völlig, meist bei stark gekrümmtem Oberkörper in greisenhaft vorgebeugter Haltung. Die Wirbelsäule eines Bechterew-Patienten erinnert in ihrem Aussehen an einen Bambusstab.

Mit gymnastischen Übungen kann das Verwachsen der Wirbelkörper verhindert werden. Doch die Ursache dieses chronischen rheumatischen Entzündungsleidens liegt tiefer: Toxikose der Gelenke aufgrund falscher Ernährung, verbunden mit körperlicher Schwäche. Infolge der Ansammlung von Stoffwechselgiften in den Gelenken kommt es zu Autoimmunreaktionen, wobei die Gelenke zunehmend geschädigt werden. Daß es sich bei der Bechterew-Krankheit nicht um eine isolierte, auf die Wirbelsäule beschränkte Krankheit handelt, zeigen die zunehmenden Begleitbeschwerden wie Schmerzen in den Sehnenansätzen vor allem in den Fersen und im Becken, ferner Brustwandstarre, Schmerzen im Brustkorb oder eine rheumatische Regenbogenhautentzündung im Auge.

Worin liegen die Ursachen für Rheuma? Rheumapatienten ernähren sich falsch! – Rheuma kann mit der richtigen Ernährung verhütet und sogar geheilt werden, nämlich mit einer pflanzlichen fettarmen Frischkost-Ernährung. Schon Dr. Maximilian Bircher-Benner konnte zu Beginn des 20. Jahrhunderts mit seiner Frischkost-Ernährungstherapie große Erfolge verzeichnen.

Am wichtigsten ist der Verzicht auf säurebildende Nahrungsmittel wie Fleisch, Fisch, Eier, Käse, Quark, Getreide, sowie der Verzicht auf raffinierte Fabriknahrungsmittel, auf

Fabrikzucker und Süßigkeiten. Statt dessen sollte die Nahrung weitgehend aus basenbildenden Nahrungsmitteln bestehen wie Früchte, Gemüse, Grünblattsalate und Kartoffeln. Denn die für Rheuma typischen Schmerzen sind das Ergebnis einer Gewebeübersäuerung. Bei Überlastung der Gewebe mit sauren Stoffwechselgiften läßt die Entgiftungskapazität nach, wodurch sich die Stoffwechselprodukte schneller ansammeln und sich die Selbstvergiftung des Gewebes beschleunigt – ein Teufelskreis, der nur mit einer konsequenten Ernährungskorrektur zu durchbrechen ist.

Rheumapatienten verströmen in der Regel einen säuerlichen Körpergeruch, ein Indiz für ihre Übersäuerung. Der Schweiß riecht säuerlich, woran zu erkennen ist, daß der Körper die Haut als zusätzliches Säureausscheidungsorgan nutzt. Auch bei rheumatischem Fieber geben die Patienten einen charakteristisch säuerlichen Geruch ab. Das Bemühen des Körpers um Entgiftung und Reinigung wird deutlich durch typische Symptome wie Appetitlosigkeit, Mattigkeit, Schweißausbrüche, Pulsjagen und Kopfschmerzen, mitunter auch Hautausschläge. Bei den Abwehrreaktionen gegen die Bakterien, die sich in den erkrankten Geweben ansammeln, können die Antikörper auch eigenes Gewebe angreifen und Zellstrukturen schädigen. So können Teile des Herzmuskels geschädigt werden und Herzklappenfehler mit dauerhafter Herzschwäche zurückbleiben.

Auch die Tatsache, daß viele Rheumapatienten im Alter unter Osteoporose leiden, ist auf Fehlernährung mit zu vielen säurebildenden Nahrungsmitteln zurückzuführen. Mit der richtigen Ernährung können Rheuma und Osteoporose gleichermaßen verhindert werden. (Siehe *„Osteoporose"* von THOMAS KLEIN.)

Wichtig für eine durchgreifende Heilung ist außerdem die Verringerung der Zufuhr von Arachidonsäure durch Verzicht auf tierische Nahrungsmittel, die Verringerung der Linolsäurezufuhr durch Verzicht auf Pflanzenöl, Margarine und fettreiche Nahrungsmittel. Verzichtet werden sollte möglichst auch auf fettreiche natürliche Nahrungsmittel (Nüsse, Ölsamen, fettreiche Früchte wie Avocados und Oliven), da diese ebenfalls viel Linolsäure enthalten. Obst und Gemüse enthalten genügend lebensnotwendige Fettsäuren, so daß es keiner fettreichen Nahrungsmittel bedarf. Nüsse und Avocados können nach Überwindung der Rheumaerkrankung wieder maßvoll verzehrt werden.

Mehr als die Hälfte aller Rheumapatienten leidet unter einem offensichtlichen Vitamin-E-Mangel. Auch der Vitamin-C-Spiegel ist bei vielen Patienten niedrig.[37] Bei Frischkost-Ernährung werden Vitamin C, E und Karotin reichlich zugeführt, ebenso Mineralstoffe und Spurenelemente, so daß Mangelzustände behoben werden, ohne daß es irgendwelcher Präparate bedarf.

Die Ernährungskorrektur verspricht bei der Überwindung von Rheumaerkrankungen gute Erfolge, ohne daß irgendwelche schädlichen Nebenwirkungen befürchtet werden müßten. – Ganz im Gegenteil: Es wird zu positiven Nebenwirkungen kommen; auch andere ernährungsbedingte Krankheiten werden verschwinden. Bleibende Schäden jedoch, etwa Gelenkschäden bei rheumatoider Arthritis, sind nicht mehr zu beheben. Deshalb ist es wichtig, unverzüglich mit einer gesunden Ernährung zu beginnen, und sich nicht von Behauptungen irreführen zu lassen, die Ursachen seien unbekannt und die Ernährung hätte keinen Einfluß.

Die Zahl der Rheumakranken beläuft sich in Deutschland

auf etwa 800 000, darunter 50 000 Kinder und Jugendliche.[38] Ihnen könnte geholfen werden, wenn über die wahren Ursachen aufgeklärt würde. Mit der richtigen Ernährung ließen sich enorme Kosten einsparen für Behandlung, Berufsunfähigkeit, Invalidität und Pflege. Es bestände kein Bedarf an toxischen Antirheumatika, die für so viele arzneibedingte Folgeerkrankungen verantwortlich sind.

Unwissenschaftlich ist die kategorische und verallgemeinernde Feststellung, die Wirkung von Rheumadiäten sei wissenschaftlich nicht erwiesen. Der Einfluß der Ernährung auf Entstehung und Überwindung rheumatischer Erkrankungen kann nur durch wiederholte Experimente und durch Beobachtung erwiesen werden. Gewiß gibt es viele absurde Rheumadiäten mit einander widersprechenden Ernährungsratschlägen. Doch die naturgemäße Nahrung – Obst und Gemüse – ist keine Rheumadiät, sondern die Ernährung, die uns gesund erhält und auch zur Erhaltung gesunder Gelenke notwendig ist. Die Frischkost-Ernährung mit Obst und Gemüse darf niemals bei einer Untersuchung ausgeklammert werden. Sie muß vielmehr zum Standard erhoben werden.

Bei jeder Erkrankung ist mit wissenschaftlich verläßlichen Methoden zu prüfen, inwieweit sie ernährungsbedingt und durch natürliche Ernährung zu verhüten und zu heilen ist. Wissenschaft bedeutet, alle möglichen Krankheitsursachen zu untersuchen und zu prüfen, inwieweit und unter welchen Bedingungen die Ursachenbeseitigung Heilung verspricht.

Gicht

Bei Gicht (Arthritis urica) ist das Gelenk entzündet, weil sich Salzkristalle der Harnsäure in der Gelenkkapsel abgelagert haben.

Harnsäure löst sich in den Körperflüssigkeiten nur äußerst schlecht und bei einer erhöhten Harnsäurekonzentration fallen Harnsäurekristalle aus. Die scharfen Kanten und nadelartigen Spitzen dieser Salze reizen die empfindliche Gelenkinnenhaut, was mit heftigen Schmerzen verbunden sein kann. Die scharfkantigen Salzkristalle beschädigen die Knorpeloberfläche, wenn die Gelenke unter Belastung bewegt werden. Die Salzkristalle reiben wie Sand und beschleunigen den Knorpelverschleiß.

Aufgrund der Harnsäuerung der Gelenkflüssigkeit verschiebt sich ihr pH-Wert zum Sauren hin, wodurch das Knorpelgewebe geschädigt und der Knorpelverschleiß begünstigt wird. Der Knorpel braucht die Zufuhr von Basenstoffen, um seine Struktur zu erhalten. Übersäuerung zerstört den Knorpel.

Von der Gicht betroffen sind meist zuerst die Finger- und Zehengelenke. Die Schmerzen können so stark sein, daß der Patient die entzündeten Gelenke am liebsten überhaupt nicht mehr bewegen möchte. Die Gelenke sind gerötet, geschwollen und fühlen sich heiß an.

Gicht in den Hand- und Fingergelenken wird Chiragra genannt, Gicht in den Sprung- und Fußwurzelgelenken Gonagra und im Grundgelenk der großen Zehe Podagra.

Die Harnsäurekristalle können sich auch im Schleimbeutel des Gelenks ablagern, im Hohlraum zwischen Gelenk und Muskel, der mit Gelenkflüssigkeit gefüllt ist. Daraus kann sich eine langwierige Schleimbeutelentzündung (Bursitis) entwickeln, welche sich durch Schwellung und Rötung in Gelenknähe äußert.

Werden die Ursachen nicht behoben, gehen die gelegentlichen Gichtanfälle in dauernde Gelenkschmerzen über, die je nach Harnsäurespiegel zu- oder abnehmen. Mit der Zeit degeneriert das entzündete Gelenk, es verkrümmt sich und verliert zunehmend seine Beweglichkeit. Die Gichtknoten an den Gelenken werden immer größer, auch weil außerhalb des Gelenks zunehmend Harnsäurekristalle abgelagert werden.

Bei einem hohen Harnsäurespiegel im Blut sind aber nicht nur die Gelenke betroffen, sondern der ganze Körper leidet unter der Harnsäurevergiftung. Alle Gewebe werden durch ein Übermaß an Harnsäure geschwächt. So begünstigt die Harnsäuerung generell die Gewebeübersäuerung.[39] Nicht selten werden Gichtanfälle von Fröstelgefühl und Fieber begleitet, ein Indiz, daß der ganze Körper unter der Harnsäurevergiftung leidet und nicht nur die Gelenke. „Gichtknoten" können sich überall im Körper bilden, im Unterhautgewebe, an den Augenlidern, am Ohrknorpel und Nasenflügel, sogar an den Nieren und am Herzen – in der Fachliteratur wird von der Gichtniere oder dem Gichtherz gesprochen.[40] Harnsäuresteine in den Nieren können deren Funktion beeinträchtigen.

Wodurch wird Gicht verursacht? Woher kommt die Harnsäure? Harnsäure fällt im Proteinstoffwechsel an, beim Abbau von Zellkernen mit ihren Nukleinsäuren und Purinen. Harnsäure entsteht auch durch den Abbau körpereigenen Zellmaterials. Die dabei anfallenden Mengen können normalerweise problemlos bewältigt werden. Kritisch wird es jedoch, wenn täglich größere Mengen purinreicher Nahrungsmittel gegessen werden, also Fleisch, Fisch, Wurst, Innereien wie Herz, Leber, Niere, Hirn, Milz. Aber auch einige Hülsenfrüchte und Pilze enthalten beträchtliche Purinmengen. Sojaprodukte wie Tofu gehören zu den purinreichsten Nahrungsmitteln überhaupt.

Alkohol beeinträchtigt die Harnsäureausscheidung – ein Grund, weshalb Gichtanfälle vor allem nach großen Fleischmahlzeiten mit reichlichem Alkoholkonsum auftreten. Der typische Gichtpatient ißt nicht nur viel Fleisch, sondern trinkt auch gern Wein und Bier zu seinen Fleischgerichten.

Ebenfalls erschweren zahlreiche Arzneimittel die Harnsäureausscheidung. Hierzu zählt Acetylsalicylsäure, der Wirkstoff im Aspirin.[41]

Auch reichlicher Fettverzehr kann die Harnsäureausscheidung beeinträchtigen.[42] Fette sind vor allem in Fleisch und Wurst enthalten, aber auch in Fisch, Käse und fettreichen Fabriknahrungsmitteln, in Kuchen, Torten und Gebäck, in gebratenen und fritierten Speisen.

Andererseits vermag der Körper Harnsäure besser auszuscheiden bei einer guten Versorgung mit Folsäure und Vitamin C, die reichlich in Obst und Gemüse enthalten sind, jedoch in Fleischspeisen fehlen.[43] Außerdem bestehen Früchte zu neunzig Prozent aus Wasser und diese ausgiebige Wasserzufuhr erleichtert wiederum die Harnsäureausscheidung. Eine Obst- und Gemüsekost ist also ideal, um Gicht zu überwinden. Selbst schwere Gicht kann auf diese Weise geheilt werden, sofern die Gelenkknorpel nicht schon bleibend durch die andauernde Ablagerung von Harnsäurekristallen geschädigt worden sind.

Auch Sonnenlicht fördert die Ausscheidung von Harnsäure und trägt auf diese Weise dazu bei, Gicht zu verhüten oder im Falle einer Gichterkrankung die Heilung zu fördern.[44] (Siehe *„Sonnenlicht – das größte Gesundheitsgeheimnis"* von Thomas Klein.)

Gicht – eine Volkskrankheit

In Deutschland sind mittlerweile zwei Millionen Menschen an Gicht erkrankt, wobei deutlich mehr Männer als Frauen betroffen sind. Das liegt wohl daran, daß Männer im Durchschnitt mehr Fleisch essen und auch mehr Wein und Bier trinken. Männer haben hierzulande in 10 bis 30 Prozent der Fälle einen erhöhten Harnsäurespiegel (über 6,5 mg pro dl Blutserum).[45] Das muß nicht unbedingt zu Gicht führen, ist jedoch als Risikofaktor zu betrachten.

In verschiedenen Publikationen wird die Ansicht vertreten, daß eine beeinträchtigte Harnsäureausscheidung auch genetisch bedingt sein könne und Gicht somit vererbt werde. Doch während des Krieges und der kargen Nachkriegsjahre, als Fleisch nur selten auf den Tisch kam, hatte kaum jemand unter Gicht gelitten. Diese Krankheit war praktisch verschwunden. Gicht ist somit keine genetisch, sondern vielmehr eine ernährungsbedingte Krankheit, die nur in einer Wohlstandsgesellschaft zur Volkskrankheit wird, wenn gedankenlos Fleischspeisen in großen Mengen gegessen werden. Gicht kann mit der richtigen Ernährung verhindert und in der Regel auch geheilt werden.

Früher litten vor allem die Reichen unter Gicht, die sich aufgrund ihres Wohlstands täglich üppige Fleischmahlzeiten leisten konnten und zur Völlerei neigten. Deshalb hieß die Gicht damals auch Fürstenkrankheit. Doch die Nachfahren der Fürstenfamilien, die über Generationen unter Gicht litten, blieben von Gicht verschont, wenn sie sich einigermaßen natürlich ernährten. Nicht die Gene sind schuld, sondern die Ernährung.

Weshalb bekommen eigentlich fleischfressende Tiere wie Wölfe und Löwen keine Gicht? Sie verfügen, bezogen auf das Körpergewicht, über erheblich größere Nieren als Pflanzenfresser. Diese Anpassung ermöglicht es ihnen, die im Stoffwechsel reichlich anfallenden Säuren gut auszuscheiden. Zweitens können Fleischfresser das Enzym Uricase bilden, wodurch Harnsäure und ihre Salze in das leichtlösliche Allantoin abgebaut werden können, so daß die Gefahr des Ausfallens von Harnsäure-Kristallen gebannt ist. Die Menschenaffen haben im Laufe ihrer Evolution die Fähigkeit zur Bildung dieses Enzyms Uricase verloren, weil sie es aufgrund ihrer naturgemäßen Ernährung mit vielen Früchten und grünen Blättern nicht mehr benötigt haben.[46] Drittens können alle Fleischfresser große Mengen Vitamin C im eigenen Körper bilden, wodurch sich die Harnsäureausscheidung verbessert. Der Mensch gehört aber neben den Affen und einigen früchtefressenden Vögeln und Fledermäusen zu den wenigen Lebewesen, die auf Vitamin C in der Nahrung, also auf Früchte, Gemüse und grüne Blätter angewiesen sind. Diese drei Punkte zeigen, daß der Mensch nicht an Fleischkost angepaßt ist.

Gicht ist ernährungsbedingt und kann nur durch eine Ernährungskorrektur geheilt und vermieden werden. Es ist die gleiche Ernährung geboten, die uns auch ansonsten die Gesundheit erhält, vor allem Obst und Gemüse. Auf folgende Punkte ist besonders zu achten:

1. Verzicht auf besonders purinreiche Nahrungsmittel wie Nieren, Hirn, Kaviar, Leber, Lunge, Milz, Fleisch, Fisch und Wurst. Auch Hülsenfrüchte und Pilze können beträchtliche Purinmengen enthalten.

2. Maßvoller Fettverzehr.

3. Maßvoller Eiweißverzehr, damit im Stoffwechsel nicht zu viele Säuren anfallen, die über die Nieren ausgeschieden werden müssen und die Harnsäureausscheidung beeinträchtigen.

4. Ausreichende Zufuhr von Vitamin C und Folsäure über Früchte, Gemüse und Grünblattsalate.[47]

5. Früchte sollten weitgehend den Kalorienbedarf decken. Auf Brot, Gebäck, Kuchen, Nudeln und Mehlspeisen ist zu verzichten, denn Getreideerzeugnisse wirken säurebildend, wodurch die allgemeine Übersäuerung des Körpers begünstigt und die Harnsäureausscheidung erschwert wird. Der Volksmund spricht deshalb auch von der Brotgicht: Wer zwar wenig Fleisch, aber viel Brot ißt, darf sich nicht wundern, wenn ihm weiterhin Gichtbeschwerden das Leben verleiden.[48]

6. Ausreichende Wasserzufuhr, damit die Harnsäure besser über die Nieren ausgeschieden werden kann. (Auch in dieser Hinsicht ist es zu empfehlen, sich vorzugsweise von saftigen Früchten und von Gemüse zu ernähren.)

7. Einschränkung des Alkoholkonsums. Bei akuter Gicht-gefahr Alkoholverbot.

8. Regelmäßige Bewegung verbessert die Ausscheidung von Stoffwechselgiften wie Harnsäure und die Beseitigung von Harnsäuresalzen aus den Gelenken – vorausgesetzt die Gichtgelenke werden täglich und ausdauernd bewegt. Bei Gichtbeschwerden ist auf belastungsfreie Bewegung zu achten.

Fibromyalgie

Der Name Fibromyalgie bedeutet soviel wie „Faser-Muskel-Schmerzzustand". Eine Entzündung liegt im Unterschied zum Rheuma nicht vor. Oftmals schmerzen verschiedene Muskeln an den Übergängen zwischen Muskel, Sehne und Knochenhaut. Hinzu kommen nicht selten weitere Beschwerden wie Schlafstörungen, Depressionen, Abgeschlagenheit und Mattigkeit, Migräne, Steifigkeit, Atem- und Herzbeschwerden, Magen-Darm-Beschwerden, trockener Mund, Zittern, krankhaft vermehrte Schweißbildung. Eine Invalidisierung ist nicht selten.[49] All diese Krankheitserscheinungen deuten auf die Anreicherung von Stoffwechselgiften und Umweltgiften, weshalb Fibromyalgie auch mit MCS, der multiplen Chemikaliensensitivität, in Zusammenhang gebracht wird.

Doch in den meisten Fällen verbirgt sich wohl hinter einer Fibromyalgie ein Vitamin-D-Mangel, der sich mit Sonnenbaden schnell beheben ließe. (Siehe *„Sonnenlicht – das größte Gesundheitsgeheimnis"* von THOMAS KLEIN.) Professor MICHAEL HOLICK berichtet, daß die Hälfte seiner Patienten, denen zuvor Fibromyalgie diagnostiziert worden war, in Wahrheit an Osteomalazie, also an einem Vitamin-D-Mangel litten. Eine dänische Studie ergab, daß in 88 Prozent der Fälle hinter Fibromyalgie eine Osteomalazie (Knochenerweichung) verborgen war, welche die behandelnden Ärzte nicht erkannt haben.[50]

Die pharmazeutische Behandlung
von Gelenkerkrankungen

Ernährungsbedingte Krankheiten können nur durch Ernährungskorrektur überwunden werden. Stets gilt es, die Krankheitsursachen zu beseitigen. Es ist verfehlt, die Krankheitsursachen zu ignorieren und statt dessen toxische Medikamente als vermeintliches Heilmittel zu verschreiben.

Harnsäuresenkende Arzneimittel gegen Gicht sind keinesfalls so harmlos, wie der Anschein erweckt wird. Die Auflistung der sogenannten Nebenwirkungen sollte zu denken geben. Das Arzneimittel-Telegramm berichtet zusammenfassend: „Randomisierte, kontrollierte Langzeitstudien, die den klinischen Nutzen einer medikamentösen Dauertherapie zur Senkung des Harnsäurespiegels belegen, liegen nicht vor. Die Studienlage zur medikamentösen Therapie der Gicht ist unbefriedigend: Verläßliche Untersuchungen finden sich weder für die akute noch für die Dauertherapie."[51]

Arzneimittel gegen rheumatoide Arthritis (chronische Polyarthritis) zielen darauf, Bakterien in den Entzündungsherden abzutöten und die Autoimmunreaktionen zu hemmen, indem das Immunsystem blockiert wird. Im Arzneimittel-Telegramm heißt es beispielsweise: Diclofenac schädigt die Leber; „häufige Organschäden" durch Azapropazon; „irreversible Schädigung der Harnwege" durch Tiaprofensäure. Bei „Einnahme des teuren Prostaglandin-E1-Abkömmlings Misoprostol ... schränken dosisabhängige Darmkrämpfe und Durchfall die Anwendbarkeit ein. Prophylaktisch eingenommene H2-Blocker in üblichen Dosierungen bringen keinen Nutzen hinsichtlich NSAR-bedingter Magenulzera." (Magengeschwüre) „Vor allem im Alter, bei Herzinsuffizienz,

Leberzirrhose, vorgeschädigten Nieren oder gleichzeitiger Einnahme von Diuretika und ACE-Hemmern kann die durch NSAR gedrosselte Prostaglandinsynthese zu Nierenfunktionseinschränkung und Hyperkaliämie führen. Medikamentös bedingtes akutes Nierenversagen geht zu 15 Prozent auf die Entzündungshemmer zurück."[52]

Zu Basisantirheumatika heißt es: „Eine durch Vergleichsstudien begründete Rangfolge existiert nicht. Bei milderer Erkrankung werden häufig zuerst Sulfasalazin oder Malariamittel verwendet. Für Patienten mit schwereren Formen rückt heute Methotrexat als Mittel der Wahl in den Vordergrund. Wegen ihrer Toxizität sind während der Anwendung von Basismitteln regelmäßig Blutbild, Leber- und Nierenwerte zu kontrollieren. Der langfristige Einfluß der Basisantirheumatika auf Gelenkschäden und -deformierungen, Behinderung und Sterblichkeit ist nicht hinreichend gesichert."[53]

„Die seit vier Jahrzehnten in der Rheumatologie verwendeten Malariamittel Chloroquin und Hydroxychloroquin gehören zu den schwächsten, aber auch am besten verträglichen Basismitteln." (Sollte hier nicht besser die Formulierung lauten: weniger schädlich als die anderen Antirheumatika?) „Die wichtigste Störwirkung, die potentiell irreversible Retinopathie, fällt zuerst durch Beeinträchtigung des Farbsehens auf. Tagesdosen über 4 mg Chloroquinphosphat und 6,5 mg Hydroxychloroquinsulfat pro kg Körpergewicht sind zu meiden. Um Netzhautschäden frühzeitig zu erkennen, werden drei- bis sechsmonatliche augenärztliche Kontrollen empfohlen. Besonders engmaschig sollen langjährige Anwender überwacht werden. Patienten mit vorbestehenden Sehstörungen oder Retinopathien dürfen die Malariamittel nicht einnehmen."[54]

„Sulfasalazin scheint nach einer Metaanalyse ebenso effektiv wie injiziertes Gold und D-Penicillamin zu sein, aber besser verträglich. Kliniker stufen die Sulfapyridinverbindung eher als schwächer wirksam ein. Im direkten Vergleich schneidet Methotrexat günstiger ab. ... Die Gefahr schwerer Störwirkungen wie Hepatitis und Blutschäden mit Leukopenie, Thrombopenie, Agranulozytose sowie aplastischer Anämie ist in den ersten drei Behandlungsmonaten am größten. An rheumatoider Arthritis erkrankte Anwender scheinen häufiger Blutschäden zu erleiden als Patienten, die das Mittel wegen entzündlicher Darmerkrankung einnehmen. Blutbild, Transaminasen und Kreatinin sind vor und zwei Wochen nach Behandlungsbeginn, anschließend monatlich und nach drei Monaten vierteljährlich zu kontrollieren." [55]

„Auch bei den in der Rheumatologie üblichen niedrigen Dosierungen sind Magen-Darm-Störungen mit Übelkeit und Durchfall sowie Mundschleimhautentzündungen häufig. ... Zu den schweren Schadwirkungen gehören Fibrose und Zirrhose der Leber sowie Knochenmarkdepression. Leberwerte und Blutbild sind vor der Therapie und während der Anwendung alle vier bis acht Wochen zu kontrollieren. Eine Biopsie wird bei Verdacht auf Lebererkrankung vor der Therapie sowie bei anhaltend gestörten Funktionsparametern während der Anwendung oder nach Absetzen empfohlen. Patienten mit vorgeschädigter Leber sollen kein Methotrexat erhalten. ... Niereninsuffizienz gilt als Kontraindikation. Der Kreatinin-Spiegel ist vor und unter der Anwendung regelmäßig zu überwachen. Eingeschränkte Nierenfunktion, höheres Lebensalter, Folsäuremangel und gleichzeitige Einnahme von Folsäureantagonisten wie Trimethoprim erhöhen das Risiko der Knochenmarkdepression. Auch die gleichzeitige Einnahme nicht steroidaler Antirheumatika kann – besonders im Alter oder bei höherer Dosis – die Methotrexat-Ausscheidung verzögern und die Toxizität steigern. Bis zu 7 Prozent der Langzeitanwender mit rheumatoider Arthritis erleiden eine möglicherweise immunogen bedingte Pneumonitis. Trockener Husten, Atemnot und Fieber kennzeichnen das klinische Bild. Bei Verdacht ist Methotrexat sofort abzusetzen." Todesfälle kommen vor. Methotrexat wirkt teratogen (fruchtschädigend, das heißt, der Embryo einer Schwangeren kann geschädigt werden).[56]

Eine intensive Langzeitbehandlung mit nichtsteroidalen Antirheumatika (NSAR) führt bei siebzig Prozent der Patienten zu Schäden an der Magenschleimhaut. Hierdurch wird die Vitamin-B_{12}-Aufnahme beeinträchtigt, was wiederum zahlreiche Folgewirkungen nach sich ziehen kann. (Siehe *„Volkskrankheit Vitamin-B_{12}-Mangel"* von THOMAS KLEIN.)

Auch Magen- und Zwölffingerdarmgeschwüre können sich entwickeln. Man schätzt, daß allein in Deutschland jährlich zweitausend Menschen an NSAR-bedingten Magenblutungen sterben. Die häufigsten Folgewirkungen bei einer Behandlung mit nichtsteroidalen Antirheumatika sind Magenbrennen, Erbrechen, Magen- und Zwölffingerdarmgeschwüre, Veränderung der Leberwerte, Nierenfunktionsstörung, Störungen des Wasser- und Mineralstoffhaushalts, Juckreiz, Ausschlag, Nesselsucht, Kopfschmerzen, Schlafstörungen, Sehstörungen durch Augenschäden, Depressionen, Asthma, lebensbedrohlicher anaphylaktischer Schock.[57]

„Fazit: ... Von frühzeitiger Unterdrückung der Entzündung mit Basis-Antirheumatika erhofft man sich, irreversible Gelenkschäden hinauszögern zu können. Ob diese Mittel den Krankheitsverlauf langfristig günstig beeinflussen, ist bisher nicht hinreichend gesichert. Als Basis-Antirheumatikum der Wahl bei schwerer Arthritis gilt heute Methotrexat, bei leichteren Formen Sulfasalazin oder die Malariamittel (Hydroxy-)Chloroquin. Die Basismittel erfordern eine sorgfältige Überwachung der Patienten. Die meisten benötigen zusätzlich ein nicht steroidales Antirheumatikum zur Schmerzlinderung."[58]

Die europäische Arzneimittelbehörde EMEA warnte 2001 vor schweren Leberschäden und tödlichem Leberversagen bei Behandlung mit dem Antirheumatikum Leflunomid. Innerhalb der US-amerikanischen Arzneimittelbehörde FDA wurde jetzt die Marktrücknahme des Mittels wegen seiner Lebertoxizität diskutiert. Es wird von zahlreichen Fällen mit akutem Leberversagen berichtet.[59]

„Der Anti-Tumornekrosefaktor-alfa-Antikörper Infliximab, Mittel der letzten Reserve bei rheumatoider Arthritis und Morbus Crohn, kann den Sehnerv schädigen. Das niederländische Pharmakovigilanz-Zentrum berichtet über drei Verdachtsfälle von beidseitiger anteriorer toxischer Optikusneuropathie mit irreversiblem Sehverlust nach Anwendung von Infliximab. Die drei Patienten, zwei Männer und eine Frau mit rheumatoider Arthritis zwischen 54 und 62 Jahren, klagten 14 bis 40 Tage nach der dritten Infusion über Verschwommensehen oder Gesichtsfeldausfall. Bei allen finden sich Papillenödeme mit kapillärer Extravasation, Gesichtsfeldausfälle und zum Teil erhebliche Visusminderung. Bei der Frau ist zunächst nur das linke Auge schwer betroffen. Zwölf Tage nachdem sie eine vierte Infliximab-Infusion erhalten hat, klagt sie auch über Beschwerden am rechten Auge. Bei allen wird eine anteriore Optikusneuropathie diagnostiziert. Die Art der Gesichtsfeldausfälle (zentrale oder zentrozökale Skotome) spricht für eine toxische Genese."[60] Zum Antirheumatikum Lumiracoxib wird gemeldet: Auf Veranlassung der australischen Gesundheitsbehörde zieht die Firma Novartis den Cox-2-Hemmer Lumiracoxib mit sofortiger Wirkung in Australien aus dem Handel. Anlaß der Entscheidung sind acht Berichte über schwere Leberschäden in Verbindung mit Lumiracoxib, darunter zwei Fälle, bei denen eine Lebertransplantation notwendig wurde, und zwei Todesfälle.[61] Der Cox-2-Hemmer Rofecoxib mußte ebenfalls zurückgezogen werden wegen Herz- und Gefäßtoxizität.[62]

So erweist sich das Arzneimittel schlimmer als die Krankheit, gegen die es verschrieben wird. – Gift bleibt Gift, auch wenn es als Arzneimittel angepriesen wird.

In der medizinischen Literatur sind Meldungen zu lesen wie diese: „Die Behandlung der chronischen Polyarthritis hat in den letzten Jahren keine großen Fortschritte gemacht." Zwischenfrage: Hat man wenigstens kleine Fortschritte gemacht? – Weiter heißt es: „Remissionen (Besserungen) werden nur bei etwa zwanzig Prozent der Patienten erzielt. Sie halten meist nur wenige Monate an."[63] Im Klartext heißt das: Die Besserungen werden eher zufallsbedingt sein, vielleicht weil einige Patienten hier und da ihre Ernährung etwas geändert haben, möglicherweise ohne sich dessen bewußt zu sein. Letztlich wird insgeheim zugegeben, daß die pharmazeutische Arthritis-Behandlung ohne Nutzen ist, abgesehen von den schweren Arzneimittelschäden. Die Erfolglosigkeit der Arthritis-Behandlung verwundert nicht, weil die Ursachen nicht gefunden und beseitigt, ja oft genug nicht einmal gesucht werden. Wenn die Ursachen aber bestehen bleiben, kann keine wirkliche Besserung erreicht werden.

Trotz der Erfolglosigkeit bei der medizinischen Arthritis-

Behandlung ist es erstaunlich, wie immer wieder Hoffnung geweckt wird. Zur chronischen Polyarthritis heißt es in der Ärztezeitung: „Noch fehlen placebokontrollierte Studien, doch es gibt Hinweise: Die parentale Gabe von Gold scheint die Zerstörung der Gelenke aufzuhalten." Welche Hinweise gibt es denn, die den Anschein erwecken, daß die Zerstörung der Gelenke aufgehalten werden könne? Und sollte nicht ein bißchen mehr erwartet werden als nur der Schein, bevor die Patienten mit dem Schwermetall Gold vergiftet werden?

Weiter schreibt die Ärztezeitung: „Auf die Frage, wie lange eine Goldtherapie fortgeführt werden könne, antwortet der Experte: ‚Nach meinen Erfahrungen unbegrenzt bei Patienten, die es vertragen. Ich habe Patienten, die schon seit 20 Jahren zweimal im Monat 50 Milligramm Gold erhalten.‘ Das einzige Problem dieser Langzeitbehandlung sei die mit der Zeit auftretende bläuliche Verfärbung der Haut." [64] Ist aber die Blaufärbung der Haut wirklich nur das einzige Problem? Und wäre die Blaufärbung nicht schon Grund genug, auf die Behandlung mit Goldpräparaten zu verzichten?

In einer anderen Ausgabe der Ärztezeitung heißt es, daß bei der Behandlung mit Gold häufig Hautentzündungen und flechtenartige Hautveränderungen auftreten.[65]

In einem Fall wurde einer Frau mit schwerer Arthritis wiederholt eine Goldlösung (Aurodetoxin) gespritzt, anfangs 500 und später 200 Milligramm. Die Patientin erblindete daraufhin und erlitt äußerst schmerzhafte Schleimhautveränderungen. Dieser Befund wurde gerichtsmedizinisch bestätigt.[66]

Das Bundesgesundheitsamt warnte bereits 1992 vor einer Goldvergiftung wegen der dadurch bedingten Schädigung der Bauchspeicheldrüse. Gold ist wie andere Schwermetalle

Autoimmunkrankheiten

Psychische Störungen wie Aufgedrehtheit, Arbeitswut, Hyperaktivität

Depression, Selbstmordneigung

Hirnschäden, Vergeßlichkeit, Nachlassen der geistigen Fähigkeiten, Demenz

Mißempfindungen in den Gliedern

Bluthochdruck, rotes Gesicht
erhöhte Neigung zu Herzinfarkt und Schlaganfall, Herzrhythmusstörungen

Rheuma

Haarausfall

Schilddrüsenüber- bzw. -unterfunktion

Nierenfunktionsstörungen, Nierenschäden

Leberschäden

Darmleiden, Verstopfung

Muskelerkrankungen

Vergiftungserscheinungen von Gold (nach DAUNDERER). [68] *Bemerkenswert ist, daß eine Goldvergiftung zu Rheuma führen kann, Goldinjektionen aber mitunter gegen Rheuma verordnet worden sind. – Eine verblüffende Logik, wenn ein Stoff, der Rheuma verursacht, zugleich als Heilmittel gegen Rheuma verordnet wird.*

ein Zellgift und kann alle Organe und Gewebe schädigen, vom Gehirn bis zu den Muskeln.[67]

Goldpräparate sind also keinesfalls so harmlos, wie mitunter behauptet. Glücklicherweise ist die Injektion von Gold-

119

präparaten aufgrund der Schäden aus der Mode gekommen. Dennoch sollten die Gefahren bekannt gemacht werden, damit Goldinjektionen nicht wieder in Mode kommen.

Gegen die Schmerzen bei rheumatoider Arthritis werden auch Corticoide (Corticosteroide) verordnet, synthetische Arzneistoffe, die dem natürlichen Hormon Kortison ähneln, aber meist stärker wirken. Kortison wird in der Nebennierenrinde gebildet. Es wird vom Körper bei Streß ausgeschüttet, bei Belastung und Gefahr, um Höchstleistung bei Flucht und Abwehr vollbringen zu können. Viel Eiweiß wird in Zucker umgewandelt und der Zuckerspiegel im Blut steigt, um mehr Energie bereitstellen zu können. Doch Kortison schwächt auch die Immunabwehr, weshalb bei Dauerstreß eine erhöhte Neigung zu Erkältung und Grippe besteht. [69]

Corticoide werden bei rheumatoider Arthritis verschrieben, weil damit die Ansammlung von Freßzellen im entzündeten Gewebe unterdrückt und die Bildung von entzündungsfördernden Stoffen gehemmt wird – viel stärker als es beim natürlichen Kortison der Fall ist. [70]

Doch bei Daueranwendung und höherer Dosierung kann das Denkvermögen beeinträchtigt werden; ganze Hirnregionen können absterben. Das Körpereiweiß wird aufgezehrt, Vitamine werden dem Körper geraubt, vor allem B-Vitamine, Vitamin C, Vitamin D, und auch Mineralstoffe wie Zink und Kalium gehen dem Körper verloren. Hierdurch verringert sich die Konzentration an wichtigen Stoffen, die zum Knorpelaufbau benötigt werden. Die Knorpeldegeneration wird beschleunigt, wodurch das Arzneimittel zwar die schmerzhafte Entzündung im Gelenk unterdrückt, jedoch die zugrundeliegende Degenerationskrankheit, die Arthrose, begünstigt. Eine langjährige Behandlung mit Corticoiden schwächt Bindegewebe, Muskeln und Sehnen, so daß selbst bei geringen Belastungen die Sehnen reißen können, wobei besonders die Achillessehnen und Oberarm-Bizeps-Sehnen gefährdet sind. Außerdem wird die Entkalkung der Knochen, die Osteoporose, begünstigt. Weitere mögliche Folgewirkungen bei Daueranwendung sind Antriebsschwäche, Augenschäden (grüner Star), Depressionen, erhöhte Verletzungsgefahr, erhöhtes Diabetesrisiko, Gewichtszunahme und Verfettung, Hautausschläge, Muskelschwund, Schlafstörungen, Verlust der Bindegewebselastizität und dadurch beschleunigte Alterung sowie Wassereinlagerungen, die zu einem Mondgesicht führen können.[71]

Arzneimittel sind giftig. Die Einnahme von Giften verspricht weder Heilung noch Gesundheit. Gifte können nicht heilen, sondern nur schaden. Wenn es zu einer Heilung kommt, dann nicht wegen des Arzneimittels, sondern trotz seiner Einnahme. Der amerikanische Arzt JOHN COWAN hat hierzu geschrieben:

> Arzneimittel, egal bei welchen Krankheiten und in welcher Form verabreicht, unter welchen Bedingungen, in welchen Mengen, unter welchen Namen auch immer, ob patentiert oder nicht, sie haben der Menschheit nur Verderben gebracht und bringen ihr weiter Verderben bis in alle Ewigkeit. Je populärer ein Medikament und je höher der Verbrauch, desto schlimmer sind die Folgen.
>
> Beinahe die ganze Welt ist in der Täuschung befangen, geradezu geblendet, daß Arzneimittel einem kranken Menschen die Gesundheit zurückgeben könnten. Die ganze Absurdität dieses Aberglaubens läßt sich daran ersehen, daß Arzneimittel, die gesunde Menschen krank machen, auf einmal kranke Menschen gesund machen sollen. Für diese gewaltige Täuschung bezahlen Millionen von Men-

schen mit ihrem Leben, bevor sie auch nur ihre halbe Lebensspanne erreicht haben. Seit Beginn der Medizin wurde kein einziger Mensch durch irgendein Medikament geheilt, an welcher Krankheit er auch gelitten haben mag. Wenn eine Heilung zu beobachten war, so würde eine gründliche Untersuchung stets ergeben, daß die Person nicht wegen, sondern trotz der Medikamente wieder gesund geworden ist.[72]

Eine Genesung kann nur erfolgen, wenn die Krankheitsursachen beseitigt werden und der Körper in Ruhe gelassen wird, um sich selbst zu heilen. Jede Heilung ist Selbstheilung.

Arzneimittel, die einen Gesunden krank machen und ihn zugrunde richten, können einem Kranken niemals zur Gesundheit verhelfen. Auch bei Krankheit dürfen nur solche Stoffe zugeführt werden, die einem Gesunden zuträglich sind. Denn „die Erhaltung der Gesundheit erfolgt nach den gleichen Prinzipien wie die Wiederherstellung der Gesundheit." (HERBERT SHELTON)

Kapitel 6

Tägliche Bewegung – der Königsweg zu gesunden Bandscheiben und Gelenken

Wer rastet, der rostet.

Die vorangegangenen Kapitel haben gezeigt, wie wichtig Bewegung für den Pumpmechanismus des Knorpels ist, damit die Faserknorpel in den Bandscheiben und die hyalinen Gelenkknorpel funktionstüchtig bleiben und auch im Alter noch ihren Dienst erfüllen.

Bei Belastung wird die Flüssigkeit aus dem Knorpel der Bandscheiben herausgepreßt und bei Entlastung saugt er sich wieder voll. Auf diese Weise wird der Knorpel mit Nährstoffen versorgt und von Stoffwechselgiften befreit. Unterbleibt die Beseitigung der sauren Stoffwechselprodukte mangels Bewegung, droht das Knorpelgewebe allmählich zu übersäuern und kann zunehmend geschädigt werden (Zerstörung der Glykosaminoglykane). Das Knorpelgewebe wird spröde und kann weniger Flüssigkeit aufnehmen, der Knorpel verliert an Elastizität und Festigkeit, er wird rissig und bricht auf. Bei starker Belastung kann der geschädigte Faserring der Bandscheibe vollends aufreißen.

Gesunde und funktionstüchtige Gelenkknorpel können nur mit häufiger Bewegung erhalten werden. Nur durch Bewegung wird die Gelenkschleimhaut angeregt, Gelenkflüssigkeit zu bilden. Nur bei Bewegung wird die gesamte Knor-

123

pelfläche mit einem Schmierfilm überzogen und nur dann gleiten die Knorpel nahezu reibungsfrei aufeinander, anstatt trocken aneinander zu reiben und dadurch zunehmend zu verschleißen. Erst bei wiederholter Bewegung der Gelenke erhält die Gelenkflüssigkeit ihre richtige Konsistenz, wird gut durchmischt, gut umgewälzt und von der Schleimhaut mit allen Nährstoffen versorgt, die zum Aufbau des Knorpelgewebes notwendig sind. Nur so kann der gesamte Knorpel richtig ernährt werden, also auch die stark beanspruchten Stellen, die sich weit von der Schleimhaut entfernt befinden. Ebenso erfordert die Beseitigung der sauren Stoffwechselabfälle häufige Bewegung. Verbleiben diese aufgrund des Bewegungsmangels im Knorpel, übersäuert das Gewebe und der Knorpel nimmt Schaden: Er verliert seine Elastizität und Festigkeit, er wird zunehmend spröde, rissig und verschleißanfällig.

Also nur durch Bewegung kann Arthrose vermieden und der Stoffwechsel zwischen der gut durchbluteten Gelenkschleimhaut und allen Knorpelzellen gewährleistet werden. Wichtig ist, daß die Gelenke mehrmals am Tage möglichst vielseitig bewegt werden. Nicht auf die Dauer und Intensität der Belastung kommt es an, sondern auf Häufigkeit und Vielseitigkeit der Bewegung. Allerdings muß das Blut auch alle zum Aufbau notwendigen Nährstoffe enthalten, weshalb die richtige Ernährung ebenso wichtig wie die Bewegung ist.

Falsch ist die landläufige Annahme, daß der in der Jugend gebildete Gelenkknorpel lebenslang halten müsse und allmählich verschlissen werde. Vielmehr erneuert sich ein gesundes Knorpelgewebe dauernd, und das lebenslang bis ins Alter. Normalerweise erneuert sich das gesamte Knorpelgewebe in weniger als einem Jahr.

Bewegung ist nicht nur für Bandscheiben und Gelenke notwendig, sondern für den ganzen Körper, für die Stärkung der Muskeln, für den Aufbau fester Knochenmasse, für das Training von Herz, Lunge und Kreislauf, für die Anregung des Stoffwechsels, für die Lymphdrainage und Entgiftung aller Gewebe, für den Stoffwechsel, für seelisches Hochgefühl und geistige Frische. Bewegung ist unerläßlich zum körperlichen Ausgleich bei Schreibtischarbeit. Bewegungsmangel hingegen macht schlapp und träge. Die Verfettung wird begünstigt. Bei Übergewicht werden Sport und Bewegung zur Qual, so daß sich die Dicken noch weniger bewegen als zuvor.

Bewegung mit gesunden Gelenken

Bei gesunden Gelenken ist jede harmonische Bewegung zu empfehlen, Gehen, Wandern und Bergsteigen, Ausdauerlauf und Skilanglauf, Radfahren und Schwimmen. Bei naturgemäßer Bewegung kann sogar Leistungssport getrieben werden, ohne Gelenkschäden durch Knorpelverschleiß befürchten zu müssen, allerdings nur bei richtiger Ernährung. Je mehr Sport getrieben wird, desto nachteiliger können sich Ernährungsfehler auf die Gelenke auswirken. Leistungssportler dürfen sich keine Fehlernährung erlauben, wenn sie Gelenkverschleiß vermeiden wollen.

Auch wenn Leistungssport bei richtiger Ernährung nicht zu Gelenkverschleiß führen muß, so ist beim Leistungssport trotzdem Vorsicht angebracht, weil viel Lebensenergie verbraucht wird und sich der Hormonhaushalt durch Streß und körperliche Höchstleistung ungünstig verändern kann. Das gilt besonders für den Wettkampfsport, aber auch für intensives Training. Ab einem bestimmten Trainingspensum werden vermehrt Streßhormone ausgeschüttet, nicht nur während des Trainings, sondern auch Stunden und Tage danach. Durch das tägliche zehrende Training und den ständig erhöhten Spiegel an Streßhormonen wird die Alterung beschleunigt und die Lebenserwartung verringert. Deshalb ist es wichtig, das rechte Maß zu finden – weder Bewegungsarmut noch Überlastung durch zu viel Training. Leistungssport und erst recht der Wettkampfsport beeinträchtigen auf Dauer die Gesundheit.[73] Es kommt nicht darauf an, sich auf Höchstleistung zu trimmen, um zehn Kilometer etwas schneller laufen zu können. Es gilt vielmehr, Gesundheit und körperliche Leistungsfähigkeit bis ins Alter zu erhalten durch regelmäßige, aber maßvolle Bewegung, aber auch durch natürliche Ernährung. Wer sich richtig ernährt, braucht gar nicht so viel Training, um fit zu sein. Er ist auch mit moderatem Training zu beachtlichen Leistungen fähig.

Besonders gut für Bandscheiben und Gelenke sind Ausdauersportarten aufgrund ihrer hohen Zahl von Belastungsimpulsen. Beim Gehen und Wandern erfahren Knie und Hüften mit jedem Schritt eine Belastung und Entlastung, ebenso die Sprunggelenke und Wirbelkörpergelenke. Wandern und Ausdauerlauf sind bestens geeignet, die Regeneration der gesunden Knorpel anzuregen. Auf die Regelmäßigkeit kommt es an und nicht auf die Länge der zurückgelegten Wege. Am besten ist die Bewegung mehrmals am Tage, auch wenn es nur kürzere Spaziergänge sind.

Problematisch ist der Leistungs- und Wettkampfsport, wenn die Gelenke unnatürlich belastet werden. Hierzu zählt das Fußballspiel. Das ständig wiederholte kräftige Schlagen des Balles mit den Füßen, die Torsionsbelastung der Knie und vor allem die Verletzungsgefahr durch gegnerische Einwirkung machen Fußball nicht gerade zu einer gelenkfreundlichen Sportart.

Verletzungen der Bänder oder Meniskusschäden begünstigen den Knorpelverschleiß. Sogar Prellungen und Verstauchungen können Degenerationsprozesse in den Gelenken in Gang setzen, die schließlich zu Arthrose führen. So ist es kein Wunder, wenn viele Fußballer am Ende ihrer Sportlerkarriere unter Arthrose der Kniegelenke, der Fuß- und Sprunggelenke leiden.[74] Natürlich sollte man jungen Burschen nicht die Freude am Fußballspiel verderben, denn Fußball ist besser als das träge Dahinleben. Aber Fußball als Wettkampfsport ist bestimmt kein Sport für Ältere und auch nicht für die besten Mannesjahre. Fußballer sollten sich richtig ernähren, damit sich geschädigter Knorpel rasch regenerieren kann.

Neben Fußballern leiden auch Eishockeyspieler und Handballer überdurchschnittlich häufig an degenerativen Gelenkerkrankungen, was bei Ausdauerläufern nicht der Fall ist, selbst wenn sie Leistungssport treiben.[75]

Ungünstig wirkt sich auch das Tennisspielen aus: Enorm ist die Schlagbelastung des Tennisarms am Ellbogen, die Belastung der Beine durch die kurzen Sprints und das plötzliche Stoppen auf dem harten Boden, die Drehbelastung der Knie – alles Belastungsfaktoren, die man in der Jugend tolerieren kann, denen man sich aber nicht lebenslang aussetzen sollte, vor allem nicht in Form des Wettkampfsportes mit täglichem Training.

Alpiner Skisport wird zu den gelenkgefährdenden Sportarten gezählt. Gefahr für die Gelenke droht bei unkontrollierten Stürzen mit ihren enormen Torsionskräften aufgrund der Hebelwirkung durch die Ski. (Torsion bedeutet Verdrehung.) Vor allem das Kniegelenk ist gefährdet. Doch bei richtiger Technik, gutem Trainingszustand, sicherer und angemessener Fahrweise hält sich das Sturzrisiko in vertretbaren Grenzen, so daß diese schöne Sportart durchaus zu empfehlen ist. Man sollte sich aber hüten, erschöpft vom langen Pistentag, bis zum Abend Ski zu fahren. Denn die meisten Skiunfälle ereignen sich am späten Nachmittag, wenn Kraft und Koordinationsvermögen nachlassen.

Als ausgesprochen gelenkschonend ist der Skilanglauf zu betrachten – ein Sport, auf den man nicht verzichten sollte, denn auch im Winter müssen wir uns bewegen und im Freien aufhalten.

Neben Ausdauersport sind Dehnungsübungen, Gymnastik oder Yoga zu empfehlen. Dadurch erfahren Bänder und Sehnen regelmäßig Dehnung, sie werden trainiert und gestärkt. Starke Bänder bieten guten Schutz vor Verstauchungen. Die Übungen sollten vielfältig sein, um möglichst alle Gelenke zu bewegen und alle Bänder zu dehnen. Auch beim Klettern auf Bäume und Felsen werden die Bänder gedehnt und gestärkt.

Empfehlenswert ist ferner die Gartenarbeit, weil beim ständig wiederholten Bücken und Beugen, beim Graben, Hacken und Heben alle Gelenke bewegt werden. Der Wechsel der Tätigkeit verhindert die einseitige Belastung der Gelenke. Das gilt für jede körperliche Arbeit – je vielfältiger die Bewegung, desto besser. Wer den ganzen Tag im Garten unterwegs ist, muß sich bei vernünftiger Ernährung keine Sorgen um seine Gelenke machen.

Bewegung ist gut, Überlastung aber schädlich. Gelenkschmerzen sind zu vermeiden, sonst droht Verschleiß des Gelenkknorpels oder Schädigung der Sehnen und Bänder.

Dem Leistungssport wird nachgesagt, er gefährde die Gesundheit und zerstöre die Gelenke. Das muß nicht sein, wenn sich Sportler richtig ernähren, sich des Dopings enthalten und Überlastung vermeiden. Bei Langstreckenläufern konnte keine erhöhte Tendenz zur Arthrose festgestellt werden. Vermutlich tolerieren die Gelenke selbst starke Ausdauerbelastungen, wenn sie natürlich beansprucht werden, wie es beim Laufen der Fall ist.[76] Zur Minderung der Gelenkbelastung sollte jedoch das Laufen auf weichem Waldboden gegenüber hartem Asphalt bevorzugt werden. Laufschuhe mit weicher Sohle dämpfen die Stöße und Erschütterungen.

Bei Sportarten mit hohem Verletzungsrisiko, mit schlag- und stoßartigen Belastungen (z.B. Tennis, Fußball, Handball) sieht es beim Leistungssport oft aber anders aus: Die Gelenke werden übermäßig belastet, was bei intensivem Training und regelmäßigen Wettkampfspielen bleibende Schäden an den besonders beanspruchten Gelenken hinterlassen kann.

Wettkampfsport ist überhaupt problematisch. Über Jahre muß Tag für Tag viel Zeit für das Training aufgebracht werden, nur um noch ein bißchen mehr Leistung zu erbringen. Wie viele sehen sich um ihre Hoffnungen betrogen, nur wenige erreichen den erstrebten Erfolg. Es kann immer nur einer siegen. Und selbst die wenigen Sportler, denen die ganz großen Siege geglückt sind, sind später nicht mehr so glücklich darüber, und würden ihre verlorene Gesundheit wohl lieber gegen die errungenen Siege eintauschen. – So der Finne PAAVO NURMI, neunfacher Olympiasieger und vierundzwanzigfacher Weltrekordler im Langstreckenlauf, einer der bedeutendsten Athleten in der Sportgeschichte: „Was wirklich zählt, ist die Gesundheit." Doch zu dieser Erkenntnis gelangte er erst, als er seine Gesundheit verloren hatte.

Die Überlastung der Gelenke droht aber nicht allein beim Leistungssport. Auch Ballettänzer belasten ihre Gelenke äußerst stark. Sie leiden aufgrund der extremen Belastung überdurchschnittlich häufig unter Arthrose, besonders an den Kniegelenken, Fußknöcheln und dem Grundgelenk der großen Zehe.[77] Doch auch gewöhnliche Arbeit kann den Gelenken schaden, wenn man lange stehen, ständig knien oder kauern muß. Das lange Stehen wird durch kurze Bewegungspausen gemildert, schon wenige Schritte helfen. Die Gelenke brauchen den ständigen Belastungswechsel und die häufige Bewegung. Anstatt bei der Arbeit lange zu hocken oder zu knien, ist das Sitzen auf einem kleinen Hocker zu empfehlen.

Bewegungsarmut bei gelegentlichen Anstrengungen birgt die Gefahr der Überlastung der Gelenke. Deshalb sollten Untrainierte maßvoll beginnen, sich regelmäßig bewegen und dabei allmählich die Belastung steigern. Nur die Gelenke von Trainierten halten hin und wieder eine lange Rad- oder Bergtour aus, ohne Schaden zu nehmen. Es ist ein Irrtum, seine Bewegungsarmut im Alltag durch gelegentliche Gewalttouren ausgleichen zu können und sich im Urlaub sportliche Höchstleistungen abzuverlangen. Hat sich die Überlastung der Gelenke einmal nicht vermeiden lassen, so empfiehlt sich danach belastungsfreie Bewegung zur Regeneration der geschädigten Knorpel.

Bei Arthrose müssen die geschädigten Gelenke regelmäßig, am besten mehrmals täglich wenigstens für einige Minuten belastungsfrei bewegt werden, passiv und kontinuierlich, von einer Endstellung zur anderen. Denn nur bei Bewegung wird genug Gelenkflüssigkeit gebildet, die Knorpeloberfläche vollständig benetzt, der Knorpel mit Nährstoffen versorgt und von Stoffwechselgiften befreit.

Bewegung unter Belastung hingegen birgt die Gefahr, daß an aufgebrochenen Stellen der Knorpeloberfläche der Schmierfilm der Gelenkflüssigkeit aufreißt und die Knorpel trocken aufeinander reiben, anstatt zu gleiten. Das führt bei Belastung der Gelenke zu starkem Abrieb und Verschleiß. Bewegung unter Belastung kann also bei einem bereits geschädigten Knorpel die Arthrose weiter verschlimmern. – Dabei gilt: Je höher und je länger die Belastung, desto stärker der Abrieb.

Beim Abrieb gehen nicht nur Kollagenfasern und damit Knorpelmasse verloren, sondern auch Knorpelzellen, die überall im Knorpelgewebe eingebunden sind. Das ist deshalb verhängnisvoll, weil nur die noch vorhandenen Knorpelzellen neues Knorpelgewebe aufbauen können. Ein stark abgenutzter Knorpel besitzt demzufolge nur noch ein eingeschränktes Regenerationsvermögen. Ist der Knorpel an einer Stelle durchgescheuert, kann dort nur noch minderwertiger Ersatzknorpel gebildet werden, der lediglich eingeschränkt die Funktion erfüllen kann und nur noch mäßige Belastung gestattet.

Zur Verdeutlichung der Kräfte, die auf die Gelenkknorpel wirken, seien einige Überlegungen angestellt: Wird eine

Masse von 10 Kilogramm gehoben, so wirkt aufgrund der Hebelverhältnisse eine Kraft von ungefähr 700 Newton auf das Ellenbogengelenk – bei dieser statischen Belastung eine schon recht hohe Kraft, die auf die kleine Knorpelfläche preßt. Selbst beim Radfahren, das als gelenkschonend angepriesen wird, wirken enorme Kräfte. Tritt man mit 150 Newton in die Pedale (das entspricht einer Gewichtskraft beim Halten von 15 Kilogramm), so wirken bei einem Hebelverhältnis von 1 zu 8 immerhin 1 200 Newton auf das Hüftgelenk, was einer Gewichtslast von 120 Kilogramm entspricht – kein Problem für ein gesundes Gelenk, aber zu viel für einen bereits geschädigten Knorpel. Viel größer sind die Kräfte bei Sprüngen auf hartem Boden, beim plötzlichen Stoppen, bei Schlägen; aufgrund der Hebelwirkung und der dynamischen Belastung können durchaus Kräfte von über 10 000 Newton auf Knie- und Hüftgelenke wirken – das entspricht einer statischen Gewichtslast von über einer Tonne, viel zu viel für einen geschädigten Gelenkknorpel. Deshalb werden Verschleiß und Abnutzung des vorgeschädigten Knorpels unter belastungsintensiver Bewegung immer weiter fortschreiten; je stärker die Belastung, desto stärker ist der Verschleiß. Um bei geschädigten Gelenken eine Besserung zu erreichen, ist belastungsfreie Bewegung erforderlich – also die Bewegung der Gelenke durch eine fremde Kraft, ohne Anspannung der eigenen Muskeln (passive statt aktiver Bewegung).

Es ist also verkehrt, geschädigte Gelenke aktiv durch Radfahren, Schwimmen, langes Laufen oder Krafttraining zu bewegen. Vielmehr müssen die geschädigten Gelenke bei der Bewegung entlastet werden. Ansonsten gelangt der feine Knorpelabrieb an die Gelenkschleimhaut, die zu Abbaureaktionen veranlaßt wird. Doch durch diese Autoimmun-Reaktion werden nicht nur die feinen abgeriebenen Knorpelteilchen zersetzt, sondern es wird auch die ohnehin geschädigte Knorpeloberfläche zusätzlich angegriffen. So entwickelt sich die Arthrose zur schmerzhaften Arthritis, wobei die Autoimmun-Reaktion den Knorpelverschleiß beschleunigt.

Ideal ist die passive Bewegung, wenn ein Therapeut die geschädigten Gelenke des Arthrosepatienten bewegt, so daß dieser keine eigene Kraft aufwenden muß. Da es aber zu teuer wäre, zehnmal täglich einen Therapeuten für jeweils einige Minuten zu bestellen, empfiehlt sich der Gebrauch eines elektrisch betriebenen Übungsgerätes, das die geschädigten Gelenke bewegt, ohne daß der Patient selbst Kraft aufwenden muß. (Der *Swingtrainer* von *Theraspo* ist dazu gut geeignet, Bezugsquelle im Anhang.) Ein solches Gerät muß zu Hause oder bei der Arbeit im Büro jederzeit verfügbar sein, um entsprechende Bewegungsübungen mehrmals täglich, am besten stündlich zu ermöglichen.

Leidet der Patient unter fortgeschrittener Arthrose im Kniegelenk oder in der Hüfte, kann selbst ein Spaziergang schon eine zu starke Belastung mit sich bringen, so daß der Abrieb des Knorpels schneller fortschreitet als der Knorpelaufbau. Nur die passive belastungsfreie Bewegung kann in diesem Stadium noch helfen und eine Knorpelregeneration bewirken. Jede unnötige Belastung durch aktive Bewegung ist zu vermeiden.

In dem Maße, wie der Knorpelaufbau gelingt, werden die Schmerzen allmählich verschwinden. Ist der Patient in seinen Alltagsbewegungen mindestens einen Monat lang schmerzfrei gewesen, hat sich der Knorpel so weit regeneriert, daß die Gelenke wieder wohldosiert belastet werden können, anfangs durch kurze Spaziergänge, die später ausgedehnt werden, bis schließlich sogar wieder gewandert werden kann. Aber auch bei solch einem Erfolg ist es wichtig, weiterhin die belastungsfreie Bewegung mehrmals täglich fortzusetzen, um die weitere Knorpelregeneration anzuregen.

Mit dieser Methode, rechtzeitig und richtig angewendet, kann die Implantation künstlicher Gelenke vermieden werden. Der Körper besitzt selbst bei starken Knorpelschäden ein erstaunliches Regenerationsvermögen; nur dürfen nicht die drei Kardinalfehler begangen werden: Bewegungsarmut, Bewegung unter Belastung sowie falsche Ernährung.

Auch bei Arthrose im Anfangsstadium ist neben dem üblichen Bewegungsprogramm mehrmals täglich belastungsfreie Bewegung zu empfehlen, um den Knorpelaufbau anzuregen. Desweiteren ist zumindest vorübergehend auf Sportarten zu verzichten, die mit starker Gelenkbeanspruchung verbunden sind, wie Basketball, Bergsteigen, Federball, Fußball, Handball, Inline-Skaten, Kegeln, Rudern, Schlittschuhlaufen, alpiner Skisport, Sprinttraining, Sprungathletik, Squash, Tennis, Volleyball. Vorsichtig sollte man auch bei moderater Gelenkbelastung sein, etwa bei Gymnastik, Radfahren, Schwimmen, Skilanglauf oder Wandern. Denn selbst belastungsarme Bewegung kann zu weiterem Knorpelverschleiß führen. In dem Maße, wie mittels belastungsfreier Bewegung der Knorpelaufbau gelingt, kann wieder allmählich mit Sport begonnen werden, wobei Überlastung zu vermeiden ist.

Kapitel 7

Richtige Ernährung

Bei Bandscheibenschäden, Arthrose, Arthritis, Rheuma und Gicht können erstaunliche Heilungserfolge allein mit der richtigen Ernährung erzielt werden. Früchte, Gemüse, Grünblattsalate und Kräuter enthalten reichlich alle Nährstoffe, die zum Aufbau gesunden Knorpelgewebes gebraucht werden. Mitunter genügen schon drei bis vier Wochen Frischkost-Ernährung für eine deutliche Besserung. Bleibende Schäden allerdings, etwa durchgescheuerte Gelenkknorpel, sind nicht mehr zu beheben. Aber selbst in diesem Falle kann der Patient aus der Frischkost-Ernährung Nutzen ziehen, weiteren Knorpelverschleiß aufhalten und andere Gelenke retten, die sonst ebenso gefährdet wären.

Die Gefahr eines übersäuerten Knorpelgewebes

Übersäuerung schädigt das Knorpelgewebe der Gelenke ebenso wie das der Bandscheiben.

Knorpelgewebe besteht aus Proteoglykanen und Glykosaminoglykanen, die viel Wasser binden können. Ihr Wasserbindevermögen beruht darauf, daß sie negativ geladene chemische Verbindungen enthalten, an denen sich Wassermoleküle anlagern können. Bei Druckbelastung wird das

135

gebundene Wasser wie aus einem Schwamm herausgepreßt; bei Entlastung saugt sich der Knorpel wieder voll.

Bei Säurebelastung des Knorpelgewebes werden die negativen Ladungen der Proteoglykane durch positiv geladene Wasserstoff-Ionen (H^+) neutralisiert. Je höher die Konzentration an Wasserstoff-Ionen, desto saurer die Flüssigkeit, und um so mehr verändert das Knorpelgewebe seine physikalisch-chemischen Eigenschaften. Der Knorpel verliert sein Wasserbindevermögen und trocknet gleichsam aus. Die Säuren greifen die Fasern im Knorpelgewebe an, worunter die Elastizität und Reißfestigkeit des Faserringes der Bandscheiben leidet, und sich schließlich ein Bandscheibenvorfall ereignen kann. Auch der Gallertkern der Bandscheiben verliert seine Elastizität und Flexibilität. Ebenso werden die Gelenkknorpel zunehmend verschleißanfällig und die Gleiteigenschaften verschlechtern sich aufgrund des verringerten Wasserbindevermögens. Schließlich entsteht Arthrose.

Bereits eine geringe Senkung des pH-Wertes in der Knorpelflüssigkeit genügt, um die Konzentration der Wasserstoff-Ionen (H^+) entsprechend ansteigen zu lassen. Sinkt der pH-Wert um 1, so steigt definitionsgemäß die Konzentration der Wasserstoff-Ionen um Faktor 10. (pH bedeutet *potentia Hydrogenii* und wird im dekadischen Logarithmus angegeben: Eine Veränderung von pH = 2 bedeutet eine Konzentrationsänderung um Faktor 10^2 gleich 100, eine Veränderung von pH = 3 bedeutet eine Konzentrationsänderung um Faktor 10^3 gleich 1 000 usw.)

Normalerweise liegt der pH-Wert der Gelenkflüssigkeit zwischen 7,4 und 7,8. Bei einem pH-Wert von 7,4 sind zweieinhalb Mal so viele Wasserstoff-Ionen (H^+) in der Flüssigkeit vorhanden als bei einem pH-Wert von 7,8. Bei Arthrose kann die Flüssigkeit im Gelenkspalt schon ziemlich sauer sein.

Aufgrund des Protein- und Atmungsstoffwechsels der Knorpelzellen fallen unvermeidlich Säuren an. Um sie zu beseitigen, bedarf es regelmäßiger Bewegung und Belastung aller Knorpel, um die säurehaltige Flüssigkeit aus dem Knorpel herauszupressen und abzupuffern, und um die Säuren schließlich über das Blut der Lunge und den Nieren zuzuführen. Außerdem muß die den Knorpel umgebende Flüssigkeit genug basische Pufferstoffe enthalten, damit die Säuren sofort neutralisiert werden können. Mangelt es daran und hat die Flüssigkeit selbst schon einen zu niedrigen pH-Wert, kann die Übersäuerung des Knorpelgewebes nicht mehr beseitigt werden.

Bei allgemeiner Übersäuerung des Körpers wird Sport früher oder später Knorpelverschleiß in den Gelenken bewirken. Deshalb ist es kein Wunder, wenn viele Sportler bereits in jungen Jahren unter Arthrose leiden. Aber nicht der Sport ist schuld am Verschleiß, sondern die Ernährung mit zu vielen säurebildenden Nahrungsmitteln.

Arthrose, rheumatische Arthritis und Gicht sind zu einem großen Teil Erkrankungen infolge der Übersäuerung der Gelenke. Auch Bandscheibenschäden werden wesentlich durch Übersäuerung der Gewebeflüssigkeit verursacht. Um jedoch den optimalen pH-Wert zu erreichen, ist eine basenüberschüssige Ernährung notwendig. Außerdem ist durch häufige Bewegung der Stoffaustausch zwischen Knorpel und Flüssigkeit sowie zwischen Flüssigkeit und Schleimhaut zu gewährleisten, damit die basischen Mineralstoffe in ausreichender Menge zugeführt und die sauren Stoffwechselgifte abtransportiert werden können.

Basen- und säureüberschüssige Nahrungsmittel

Der Basen- und Säureüberschuß von Nahrungsmitteln ist bestimmt durch den Gehalt an basen- und säurebildenden Mineralstoffen, einerseits basenbildend durch den Gehalt an Natrium, Magnesium, Kalium, Kalzium sowie an Eisen und Spurenelementen, andererseits säurebildend durch den Gehalt an Phosphor, Schwefel, Chlor, Fluor, Jod und Kieselsäure. Zu berücksichtigen ist ferner die Aufnahmequote im Darm. Daraus lassen sich PRAL-Werte berechnen (potential renal acid load; potentielle Säurebelastung der Nieren – Maßeinheit: mÄq, Milliäquivalent). Ein mÄq Base (-1mÄq) kann ein mÄq Säure (+1mÄq) ausgleichen.

Das Rechnen mit Äquivalenten ist in der Chemie üblich und erlaubt den Vergleich von Stoffen mit unterschiedlichem Molekulargewicht und unterschiedlicher Säurewertigkeit.

Die in der Tabelle (Seite 140 bis 143) angeführten PRAL-Werte konnten experimentell bestätigt werden: Die Versuchspersonen haben mit ihrem Urin im Durchschnitt annähernd die Säuremengen ausgeschieden, die für die einzelnen Nahrungsmittel errechnet worden sind.

Die Unterschiede der in der Literatur ausgewiesenen PRAL-Werte ergeben sich aus den unterschiedlichen Mineralstoffdaten der einzelnen Nahrungsmittel, die naturgemäß großen Schwankungen unterliegen. Sie hängen von der Sorte, den Bodenverhältnissen und Wachstumsbedingungen ab, sowie von der Art der Zubereitung und Behandlung der Nahrungsmittel. Außerdem können unterschiedliche Aufnahmequoten im Darm bestehen. Deshalb sind die Tabellenwerte zum Basen- und Säureüberschuß nur als orientierende Durchschnittswerte zu verstehen.

Die Bezeichnung Säure-Basen-Gleichgewicht erweckt den Anschein, die Nahrung solle im Durchschnitt neutral sein, um ein Gleichgewicht zwischen Säuren und Basen zu gewährleisten. Doch das ist falsch. Vielmehr wird ein Basenüberschuß benötigt, um die ohnehin im Stoffwechsel anfallenden Säuren abpuffern zu können. Die dafür erforderlichen Basenstoffe können nur über die Nahrung zugeführt werden. Um auf der sicheren Seite zu sein und Übersäuerung zu vermeiden, empfiehlt es sich, den Kalorienbedarf zu mindestens drei Viertel über basenbildende Nahrungsmittel zu decken. Das heißt, man sollte sich vorwiegend von frischem Obst und Gemüse ernähren.

Auch ist es verkehrt, das Säure-Basen-Gleichgewicht mit neutralen Nahrungsmitteln anzustreben, denen es an Mineralstoffen fehlt. So enthalten Fabrikzucker und raffinierte Stärkeprodukte nur leere Kohlenhydrat-Kalorien, ebenso enthalten Butter, Pflanzenöl, Margarine und Schmalz nur leere Fettkalorien. Es ist ein großer Unterschied, ob Süßigkeiten gegessen werden oder eine Salatmahlzeit mit Vollkornbrot, auch wenn sich in beiden Fällen Säuren und Basen ausgleichen mögen. Die Nahrung muß also nicht nur basenüberschüssig sein, sondern zugleich auch alle notwendigen Mineralstoffe und Vitamine enthalten, die zum Knorpelaufbau gebraucht werden.

Früchte haben einen beachtlichen Basenüberschuß (siehe Tabelle auf Seite 140) und eine hohe Vitamin- und Mineralstoffdichte. Basische Mineralstoffe in Früchten werden gut verwertet. Früchte sind ideal, um sich zu sättigen und sich zugleich alle zum Knorpelaufbau notwendigen Mineralstoffe und Vitamine reichlich zuzuführen. Reife Früchte sollten deshalb einen großen Teil des Kalorienbedarfs decken.

Basenüberschuß	Gehalt	Dichte	Basenüberschuß	Gehalt	Dichte
mÄq	pro 100g	pro MJ	mÄq	pro 100g	pro MJ
Ananas	3,5	14,0	Litschi	2,4	7,6
Apfel	2,4	10,9	Kirsche	3,7	14,0
Aprikose	5,2	29,1	Kiwi	5,5	21,6
Avocado	8,7	9,5	Mandarine	2,4	11,4
Banane	7,5	18,7	Mango	2,4	9,5
Birne	2,2	10,1	Mirabelle	3,8	14,2
Brombeere	3,6	28,5	Nektarine	3,5	14,7
Erdbeere	2,5	19,0	Orange	3,2	16,1
Feige	4,5	16,9	Papaya	4,9	91,1
Granatapfel	5,0	15,2	Passionsfrucht	3,3	9,8
Grapefrucht	3,1	14,7	Pfirsich	2,8	16,3
Guave	5,0	31,8	Pflaume	3,6	18,3
Hagebutte	3,3	7,3	Preiselbeere	1,3	8,0
Heidelbeere	0,1	5,5	Schlehe	5,1	18,9
Himbeere	2,8	20,0	Stachelbeere	3,4	18,4
Honigmelone	5,4	49,0	Wassermelone	2,8	17,8
Joh.beere, sch.	6,1	25,7	Weintraube	3,4	11,4
Kaki	2,8	9,1	Zitrone	3,1	13,0

Basenüberschuß bei Früchten (oben) und Gemüse (rechte Seite).
Linke Spalte: Basenüberschuß in mÄq pro 100 g verzehr-
bare Masse. Rechte Spalte: Basenüberschuß in mÄq pro MJ.
(Quelle: Vormann: Säure-Basen-Balance; eigene Berechnungen.)
Früchte haben trotz ihres recht hohen Kaloriengehalts eine be-
achtlich hohe Basendichte, ebenso Kartoffeln und stärkereiche
Gemüse. Am höchsten ist die Basendichte in Salat, in Grünblatt-
gemüse und stärkearmen Gemüsesorten sowie in Gemüsefrüchten
wie Gurken, Gemüsepaprika, Tomaten und Zucchini.

Basenüberschuß	Gehalt	Dichte	Basenüberschuß	Gehalt	Dichte
mÄq	pro 100g	pro MJ	mÄq	pro 100g	pro MJ
Aubergine	3,9	53,3	Paprika, gelb	3,6	28,5
Blattspinat	12,1	165,5	Paprika, grün	2,5	29,5
Bleichsellerie	6,0	85,6	Paprika, rot	4,2	27,3
Blumenkohl	4,4	45,8	Pastinake	7,9	84,7
Bohnen, grün	3,9	36,5	Perlzwiebel	3,4	10,9
Brokkoli	4,6	42,2	Porree	3,9	37,0
Chicoree	3,2	43,8	Portulak	11,6	102,4
Chinakohl	2,5	43,2	Radicchio	4,3	74,7
Eisbergsalat	2,6	46,5	Radieschen	4,5	73,8
Endivien	5,3	114,3	Rettich	5,7	99,5
Feldsalat	6,6	110,3	Romanosalat	4,3	63,7
Fenchelknolle	9,8	94,9	Rosenkohl	4,6	30,4
Grünkohl	7,9	50,8	Rotkohl	4,6	48,5
Gurke	2,3	45,1	Schnittlauch	6,5	57,1
Kartoffel	6,1	20,6	Schwarzwurzel	5,9	84,3
Knollensellerie	4,1	50,2	Spargel, weiß	2,4	31,8
Kohlrabi	6,8	65,9	Tomate	4,2	57,1
Kopfsalat	3,8	77,1	Topinambur	6,8	53,1
Kürbis	2,6	24,6	Weißkohl	3,9	37,1
Lauchzwiebel	5,6	61,0	Wirsing	2,9	26,5
Löwenzahn	8,4	36,7	Wurzelpetersilie	6,0	39,0
Mangold	8,8	151,7	Zucchini	3,9	48,5
Möhre	5,2	47,9	Zuckermais	1,6	4,4
Okra	5,3	63,6	Zwiebel	1,7	13,6

Obst und Gemüse versprechen eine stark basenüberschüssige Ernährung und sollten bevorzugt gegessen werden.

| Säureüberschuß | Gehalt | Dichte | Säureüberschuß | Gehalt | Dichte |
mÄq	pro 100g	pro MJ	mÄq	pro 100g	pro MJ
Weißbrot	4,0	4,0	Hirse	2,5	1,7
Vollkornbrot	5,3	5,9	Mais	3,2	2,3
Vollkornnudeln	8,5	6,3	Reis, geschält	3,8	2,6
Buchweizen	2,4	1,7	Reis, natur	8,0	5,5
Gerste	3,9	3,0	Roggen	4,7	4,2
Hafer	7,9	5,3	Weizen	6,7	5,3

Säureüberschuß bei rohem Getreide und Getreideerzeugnissen (oben) sowie von Milch, Milchprodukten, Eiern, Fisch und Fleisch (rechte Seite).
Linke Spalte: Säureüberschuß in mÄq pro 100 g verzehrbare Masse. Rechte Spalte: Säureüberschuß in mÄq pro MJ. (Quelle: Vormann: Säure-Basen-Balance; eigene Berechnungen.)
Der eilige Leser sei darauf hingewiesen, daß die Tabelle auf dieser Doppelseite Säureüberschuß angibt, während auf der vorhergehenden Doppelseite Basenüberschuß angegeben worden ist, bei dem strenggenommen ein Minuszeichen jeder Zahl hätte vorangestellt werden müssen. Der Übersichtlichkeit halber wurde darauf verzichtet.

Getreidekörner weisen einen Säureüberschuß auf. Buchweizen und Hirse sind schwach säurebildend. Die im Getreide reichlich vorhandenen Phytinsäuren und Oxalsäuren verschlechtern die Verfügbarkeit der basischen Mineralstoffe, wodurch Getreide stärker säurebildend wirken, als in der Tabelle ausgewiesen. Bei der Sauerteiggärung wird ein Teil der Phytinsäure abgebaut, weshalb Vollkornbrot, hergestellt aus Natursauerteig, weniger Säureüberschuß enthält als rohe Getreidekörner. Beim Kochen von Reis und Hirse gehen basische Mineralstoffe verloren, wodurch sich deren Säureüberschuß erhöht. – Als Kohlenhydratquelle sind Früchte, Kartoffeln und stärkereiche Gemüse gegenüber Getreideerzeugnissen zu bevorzugen (siehe vorhergehende Seiten).

Säureüberschuß mÄq	Gehalt pro 100g	Dichte pro MJ	Säureüberschuß mÄq	Gehalt pro 100g	Dichte pro MJ
Milch, Milchprodukte			*Fisch (roh)*		
Kuhmilch 0,1	0,2		Forelle 9,5	22,2	
Butter 0,5	0,2		Hecht 9,7	28,4	
Quark 8,9	28,1		Heilbutt 9,4	22,3	
Käse			Hering 9,2	11,7	
Appenzeller 17,5	10,8		Kabeljau 7,6	24,8	
Camembert 12,3	10,2		Lengfisch 8,6	21,2	
Chester 19,2	18,7		Rotbarsch 9,1	14,0	
Edamer 18,5	13,6		Schellfisch 7,9	24,7	
Emmentaler 21,5	13,4		Scholle 8,1	22,7	
Esrom 13,3	10,2		Seezunge 8,5	24,5	
Gouda 18,8	15,0		Steinbutt 6,7	19,4	
Limburger 13,7	12,1		Thunfisch 10,1	16,0	
Mozzarella 11,5	10,8		Zander 7,3	21,1	
Parmesan 24,7	13,4		*Fleisch (roh)*		
Romadur 13,5	11,0		Rindfleisch 10,4	23,7	
Schafskäse 12,0	12,1		Rindsleber 16,6	31,9	
Eier			Kalbfleisch 10,0	25,2	
Ei 7,0	23,9		Schweinefleisch 10,4	18,9	
Eigelb 23,5	83,0		Huhn 9,3	13,4	

Milch ist neutral, mitunter auch leicht basisch. Durch das Erhitzen in der Molkerei verschlechtert sich die Verfügbarkeit der basischen Mineralstoffe. Quark und Käse wirken stark säurebildend, ebenso Eier (vor allem das Eigelb) sowie Fisch und Fleisch. Diese Nahrungsmittel sollten, wenn überhaupt, eher selten und in kleineren Mengen gegessen werden, um Säureschäden zu vermeiden.

Viele Früchte schmecken wegen ihrer Fruchtsäuren (Zitronen-, Apfel- und Weinsäure) zwar sauer, doch diese organischen Säuren können zu Kohlendioxid und Wasser abgebaut und das Kohlendioxid über die Lungen abgeatmet werden. Es fallen also keine starken Säuren an, die über die Nieren ausgeschieden werden müssen. Deshalb sind Fruchtsäuren bei den PRAL-Werten unberücksichtigt geblieben.

Allerdings können zu viele Fruchtsäuren den Stoffwechsel auch überlasten. Daher entwickelt sich bei reichlicher Früchtekost ein Widerwillen gegen saure Früchte. Es werden dann säurefreie und voll sonnengereifte säurearme Früchte bevorzugt. – Unreife Früchte können mitunter sogar säurebildend wirken.

Sehr hoch ist der Basenüberschuß in Gemüsefrüchten wie Tomaten, Gurken, Gemüsepaprika, Auberginen, Zucchini oder Okra sowie in Grünblattsalaten und Gemüse (siehe Tabelle auf Seite 141). Oxalsäure kann in manchen Gemüsesorten reichlich enthalten sein, z. B. im Blattspinat. Oxalsäure verbindet sich mit Kalium, Kalzium und Magnesium zu unlöslichem Oxalat. Die im Oxalat gebundenen Mineralstoffe können nicht mehr aufgenommen und verwertet werden. Der Basenüberschuß verringert sich entsprechend.

Bemerkenswert ist der Basenüberschuß von Kartoffeln und Kürbis. Noch mehr überwiegen die basenbildenden Mineralstoffe in stärkehaltigem Wurzelgemüse wie Pastinaken, Schwarzwurzeln und Topinambur. Reich an Basenstoffen ist auch die Mohrrübe.

Beim Kochen von Kartoffeln gehen basenbildende Mineralstoffe verloren, bei Pellkartoffeln kaum, bei geschälten Kartoffeln jedoch immerhin etwa zwanzig Prozent. Die Dichte an Basenstoffen beträgt bei Pommes Frites oftmals nur noch fünfzig bis sechzig Prozent gegenüber Pellkartoffeln. Kartoffelbreipulver enthält gar nur noch vierzig Prozent, Kartoffelkroketten lediglich zwanzig Prozent der ursprünglichen Basenstoffe. Und Kartoffelstärkemehl enthält so gut wie keine Mineralstoffe mehr. Je stärker also die Verarbeitung, desto höher die Mineralstoffverluste.

Um die Mineralstoffverluste zu verringern, empfiehlt es sich, Gemüse wie auch Kartoffeln nicht zu kochen, sondern schonend zu dämpfen. Wird Gemüse leicht gedünstet, so sollte die mineralstoffhaltige Flüssigkeit nicht weggeschüttet, sondern verwertet werden. Am besten ist es natürlich, Gemüse roh und unerhitzt zu essen.

Empfehlenswert ist mindestens eine Salatmahlzeit täglich, bestehend aus Gemüsefrüchten, Salatblättern, Blattgemüse und Kräutern. Eine saure Geschmacksnote kann mit etwas frisch gepreßtem Zitronensaft oder einem geriebenen Apfel erreicht werden. Als Fettquelle zum Salat eignen sich Avocados (basenbildend) oder frisch gemahlene Nüsse und Ölsamen (z. B. Leinsamen oder Sesam, beide magnesiumreich, aber leicht säurebildend). Pflanzenöl ist zwar neutral, enthält hingegen keine Mineralstoffe und besteht nur aus reinem Fett. Als kohlenhydratreiche Zugabe zum Salat eignen sich Zuckererbsen und Zuckermais, beide gehaltvoll, sättigend und leicht basenüberschüssig.

Aufgrund des hohen Basenüberschusses von Mohrrüben sind frisch gepreßte Möhrensäfte bestens geeignet, sich reichlich basenbildende Mineralstoffe zuzuführen und Übersäuerung im ganzen Körper zu überwinden. Andere Gemüse wie Stangensellerie und Fenchelknollen, die zusammen mit den Möhren entsaftet werden können, sind ebenfalls sehr basenreich.

Nüsse und Ölsamen haben hingegen meist einen leichten Überschuß an Säuren. Neutral sind Haselnüsse, Kokosnüsse, Mandeln, Pecannüsse, Mohnsamen und Macadamianüsse. Nüsse enthalten außerdem Phytinsäure, die sich mit basenbildenden Mineralstoffen zu Phytaten verbindet, wodurch die Verfügbarkeit von Magnesium, Kalzium und anderen Mineralstoffen verschlechtert wird. Ferner sind die braunen Häutchen von Mandeln und Walnüssen reich an Gerbsäuren, die ebenfalls basische Mineralstoffe binden. Um die Bekömmlichkeit zu verbessern, empfiehlt es sich, Mandeln und Walnüsse einzuweichen, das Wasser öfters zu wechseln und anschließend die braunen Häutchen zu entfernen.

Reich an Mineralstoffen ist die Flüssigkeit der Kokosnuß (35 mÄq Basenüberschuß/MJ). Deshalb sind Trinkkokosnüsse, in den Tropen so preiswert wie hierzulande Kartoffeln, ein wohlschmeckendes Getränk für eine Basenkur, das bestens zur Entsäuerung geeignet ist.

Geröstete Eßkastanien (Maronen) sind beinahe ebenso basenüberschüssig wie gekochte Kartoffeln.

Mäßig säurebildend sind Bohnen, Erbsen und Linsen aufgrund ihres hohen Gehalts an schwefelhaltigen Aminosäuren. Außerdem enthalten sie Phytinsäure. Beim Kochen wird zwar ein Teil der Phytinsäure zerstört, aber auch Mineralstoffe gehen verloren. Außerdem sind Hülsenfrüchte reich an Purinen, die im Stoffwechsel zu Harnsäure abgebaut werden. Erhöhte Harnsäure-Werte wiederum tragen zur Übersäuerung bei. Bei einem niedrigeren pH-Wert verringert sich die Löslichkeit der Harnsäure, und sie fällt entsprechend früher aus, etwa in der Gelenkflüssigkeit oder in den Nieren. Die scharfkantigen Harnsäure-Kristalle führen zur Gicht.

Pilze sind basenreich, enthalten aber auch sehr viele Purine, so daß reichlicher Pilzverzehr über eine längere Zeit Gicht verursachen kann.

Bei Hülsenfrüchten enthalten lediglich Zuckererbsen und Gartenbohnen, wenn sie als Schote zubereitet werden, einen Überschuß an Basen. Grüne Bohnen sind stark basenbildend. Mitunter werden auch Sojabohnen als leicht basenbildend eingestuft, Tofu (Sojafleisch und Sojakäse) ist jedoch mäßig bis stark säurebildend.

Säurebildend sind auch Getreidekörner. Nur Zuckermais ist eine Ausnahme aufgrund eines leichten Überschusses an basischen Mineralstoffen. Getreidekörner enthalten viel Phytinsäure und Oxalsäure. Das Verhältnis von Oxalsäure zu Kalzium ist beim Weizen ungünstiger als bei Spinat. Brot und Teigwaren sind mäßig bis stark säurebildend. Weißbrot ist zwar weniger säurebildend als Vollkornbrot, auch enthält es weniger Phytinsäure und Oxalsäure, dennoch mangelt es Weißmehlerzeugnissen an wichtigen Vitaminen und Mineralstoffen, die zum Knorpelaufbau gebraucht werden. Außerdem wird Brot gewöhnlich mit stark säurebildenden und mineralstoffarmen Nahrungsmitteln kombiniert, mit Käse und Wurst, Butter und Margarine, Honig und Marmelade.

Stark säurebildend wirken Quark, Käse, Eier, Fisch und Fleisch. Fisch und Fleisch; besonders innere Organe, enthalten reichlich Purine, die im Stoffwechsel zu Harnsäure abgebaut werden. Dadurch verstärkt sich der in den Tabellen ausgewiesene Säureüberschuß von Fleisch und Fisch.

Kochsalz (Natriumchlorid) verdient eine gesonderte Betrachtung. Natriumchlorid reagiert zwar neutral, doch die pKs-Werte von NaOH und HCl ($(-2,2 + 13,5)/2 = 5,65$) zeigen, daß Mutterbase und Muttersäure in der Summe sauer sind. (Der pKs-Wert drückt die Stärke einer Säure bzw. Base aus, der pH-Wert spiegelt die Protonenaktivität wider, also die Stärke der sauren oder basischen Wirkung einer wäßrigen Lösung.) Außerdem gehen bei der Salzausscheidung über die Nieren vermehrt Kalzium und Magnesium und damit wertvolle Basenstoffe verloren. Dadurch ist Natriumchlorid als säurebildend zu betrachten, auch wenn gelöstes Natriumchlorid den pH-Wert des Wassers nicht verändert.

Bereits RAGNAR BERG (1873-1956), der schwedische Pionier der biochemischen Säure-Basen-Forschung, hat auf die ungünstige Wirkung des Kochsalzkonsums hingewiesen. Ihm zufolge wird überschüssiges Chlorid, das nicht gleich ausgeschieden werden kann, im Bindegewebe abgelagert, wodurch dieses vorzeitig altert. – Ebenso ergeht es dem Bindegewebe in den Knorpeln. Salzkonsum begünstigt damit die Gewebedegeneration und die Einbuße an Elastizität und Festigkeit in Bandscheiben und Gelenkknorpeln. Je weniger gesalzene Speisen gegessen werden, desto besser. Am besten ist es, auf Natriumchlorid in Form des anorganischen Salzes gänzlich zu verzichten und lieber mineralstoffreiches Obst und Gemüse zu essen. In dem Wort Salat steckt übrigens das lateinische *sal* (Salz), was besagt, daß in grünen Blattsalaten viele Salze enthalten sind, nicht nur Natriumchlorid, sondern auch all die anderen Mineralstoffe, alle im organischen Verbund und in einem günstigen Mengenverhältnis.

Säurebildende Nahrungsmittel wie Wurst, Käse und Brot sind meist stark gesalzen. Ebenso werden Fleisch, Fisch, Eier und Kochkost gewöhnlich bei der Zubereitung gesalzen. Dadurch erhöht sich der ohnehin bestehende Säureüberschuß. Auch Gemüsekonserven sind minderwertig. Zunächst gehen beim Kochen viele basische Mineralstoffe verloren, mitunter mehr als die Hälfte. Weiterhin wird der Basenüberschuß durch die Zugabe von Salz zusätzlich verringert.

Der Mensch ist wie alle Landtiere an eine natriumarme und chloridarme Nahrung angepaßt. Er kommt mit äußerst wenig Natrium und Chlor aus, die Nieren können diese Stoffe nahezu vollständig zurückhalten. Obst und Gemüse enthalten genug Natrium und Chlor, so daß bei gesunden Nieren kein Mangel zu befürchten ist, selbst wenn gänzlich auf Kochsalz verzichtet wird. Ein Mangel könnte allenfalls entstehen bei extrem mineralstoffarmer Ernährung mit Zukker, Honig, Süßigkeiten und Kuchen. Die Indianer im Amazonasgebiet, die seit alters her kein Kochsalz kannten und sich aufgrund des extremen Natriummangels im Boden mit einer natriumarmen Kost über Jahrtausende ernähren mußten, haben keinen Natriummangel entwickelt.

Der Mensch besitzt keine speziellen Organe zur Salzausscheidung, über die alle Meerestiere und auch Meeresvögel verfügen. Deshalb können bereits vermeintlich geringe Salzmengen zu einem Problem werden, wenn dadurch das empfindliche Gleichgewicht zwischen den Mineralstoffen verschoben und Übersäuerung begünstigt wird. – Übrigens besteht Meersalz zu 96 Prozent und Kristallsalz zu 97,4 Prozent aus Natriumchlorid. Meersalz und Kristallsalz wirken deshalb ebenso wie reines Natriumchlorid.

Die Schlußfolgerung lautet, den Salzkonsum stark einzuschränken oder gänzlich auf anorganisches Salz und gesalzene Speisen zu verzichten.

Alkohol. – Bier wirkt im Stoffwechsel meist neutral, und Wein in der Regel leicht basisch (bezogen auf den PRAL-Wert). Ansonsten sind Bier und Wein leicht bis mäßig sauer aufgrund der im Wein enthaltenen Fruchtsäuren (Zitronensäure, Apfelsäure, Weinsäure) sowie des in Wein und Bier gelösten Kohlendioxids. Doch diese Säuren werden im Körper abgebaut und das Kohlendioxid über die Lungen abgeatmet. Die Nieren werden somit nicht durch Säuren belastet.

Während kleine Alkoholmengen zu Kohlendioxid und Wasser abgebaut werden, kann beim Abbau größerer Alkoholmengen Acetessigsäure anfallen, die säuernd wirkt und für den typisch säuerlichen Atem- und Körpergeruch bei Betrunkenen sorgt. Größere Mengen an Acetessigsäure können auch die Arbeit der Leber beeinträchtigen, weil deren Enzyme ein leicht basisches Milieu brauchen. Außerdem hemmt Alkohol die Harnsäureausscheidung, wodurch sich die Harnsäurewerte erhöhen können und Gicht begünstigt wird. Ferner gehen beim Alkoholkonsum vermehrt basenbildendes Kalium, Magnesium und Kalzium über die Nieren verloren. Das Fazit lautet: Je höher der Alkoholgehalt eines Getränks und je größer die konsumierte Alkoholmenge, desto stärker seine säurebildende Wirkung.

Tabakrauch. – Wirkt stark säurebildend.

Kaffee. – In Kaffeebohnen überwiegen zwar die basenbildenden Mineralstoffe die säurebildenden, doch die organischen Säuren machen Kaffee zu einem säurebildenden Getränk. So wirken die Kaffeesäuren, vor allem die Chlorogensäure, stark säurebildend. Außerdem reagiert der Körper auf diese aggressiven Säuren, wie auch auf das Koffein und die anderen giftigen Alkaloide, mit starker Harnausscheidung. Dabei gehen vermehrt basenbildende Mineralstoffe wie Magnesium verloren, wodurch das Gleichgewicht weiter zum Sauren hin verschoben wird. Die aggressive Chlorogensäure irritiert zudem die Magen- und Darmschleimhäute und veranlaßt den Körper, den Darminhalt beschleunigt fortzubewegen und schneller auszuscheiden. Damit kann sich die Aufnahme von Mineralstoffen verschlechtern, was ebenfalls zu Lasten des Säure-Basen-Gleichgewichts geht. Ferner enthält Kaffee Gerbsäuren, Phytinsäure und Oxalsäure, die mit Magnesium und Kalzium feste Verbindungen eingehen, so daß diese basenbildenden Mineralstoffe ungenutzt ausgeschieden werden. Das ist besonders der Fall, wenn Kaffee nach einer Mahlzeit getrunken wird. Außerdem enthält Kaffee Purine, die zu Harnsäure abgebaut werden und letztlich ebenfalls säurebildend wirken. Insgesamt ist Kaffee als ein stark säurebildendes Getränk einzustufen.

Schwarzer und grüner Tee. – Koffein und andere Alkaloide sind nicht nur im Kaffee, sondern auch im Tee vorhanden und führen zu einer vermehrten Ausscheidung von basenbildenden Mineralstoffen. Wird Tee während der Mahlzeit getrunken, verschlechtert sich die Mineralstoffaufnahme aufgrund der reichlich enthaltenen Gerbsäure und Oxalsäure.

Koffein findet sich ferner im Mate-Tee, im Kakao (neben dem Alkaloid Theobromin), in Cola und anderen koffeinhaltigen Getränken. Cola und süße Limonadengetränke werden außerdem mit unterphosphoriger Säure versetzt, um aufgrund des reichlich zugesetzten Zuckersirups eine dünnflüssige Konsistenz des Getränks zu gewährleisten.

Arzneimittel. – Einige Medikamente enthalten Säuren als Wirkstoff, so etwa die Acetylsalicylsäure im Aspirin. Medikamente können unabhängig davon auf vielfältige Weise das Säure-Basen-Gleichgewicht verschieben, etwa weil sie harntreibend wirken und weil vermehrt basenbildende Mineralstoffe ausgeschieden werden. Zahlreiche Arzneimittel können bleibende Nierenschäden verursachen. Die Basenstoffe können dann nicht mehr richtig zurückgehalten werden, es kommt zu einem gefährlichen Basenverlust und dem Körper droht Übersäuerung.

Die Nieren, welche die Hauptlast der Säureausscheidung zu tragen haben, müssen gesund erhalten werden, damit sie auch im Alter noch Säuren und Giftstoffe wirksam auszuscheiden vermögen. Es ist eine traurige Perspektive, sein Leben als Dialyse-Patient beschließen zu müssen. Das möge bedacht werden, bevor nierenschädigende Arzneimittel eingenommen werden.

Die Nieren können aber auch durch einen zu konzentrierten und zu sauren Harn geschädigt werden, wenn die Säurebelastung zu hoch ist. Ein saurer Urin begünstigt die Bildung von Nierensteinen: Je saurer der Urin, desto eher fallen Kristalle aus und bilden sich Kalziumoxalatsteine.

Vitamin C

Vitamin C (Ascorbinsäure) ist eine der wichtigsten Substanzen zur Erhaltung gesunden Knorpelgewebes.
Es erfüllt viele lebensnotwendige Aufgaben:

- Vitamin C verbessert die Aufnahme von Mineralstoffen wie Eisen, Magnesium und Kalzium.
- Vitamin C wird zum Aufbau von Kollagenfasern benötigt und ist damit zum Aufbau des festen Faserringes der Bandscheiben unverzichtbar, ebenso wie zum Aufbau gesunder verschleißfester Knorpel in den Gelenken. Nur bei einem ausreichenden Gehalt an Vitamin C können Prolin in Hydroxyprolin und Lysin in Hydroxylysin umgewandelt werden.
- Vitamin C wird zur Neurotransmittersynthese gebraucht, zur Umwandlung von Dopamin in Noradrenalin.
- Die Hydroxylierung von Steroiden erfordert Vitamin C.
- Für den Cholesterinstoffwechsel wird Vitamin C benötigt und zwar zur Herstellung der Cholesterol-7-Hydroxylase, welche die Umwandlung von Cholesterin in Gallensäuren in Gang setzt.
- Ebenso ist Vitamin C zur Bildung des Carnitins notwendig und
- zur Amidierung neuroendokriner Hormone wie Gastrin, Bombesin, CRH oder TRH.
- Vitamin C wird beim Tyrosinstoffwechsel benötigt, zur Umwandlung der Folsäure in Tetrahydrofolsäure, von Tryptophan in Hydroxytryptophan, welches auch zur Bildung des Glückshormons Serotonin gebraucht wird und des Radikalfängers Melatonin, das während der

Vitamin C	Dichte mg/MJ	Gehalt mg/100g	Vitamin C	Dichte mg/MJ	Gehalt mg/100g
Blattsellerie	71	7	Pastinake	200	18
Bleichsellerie	110	7	Petersilie	790	166
Blumenkohl	750	69	Porree	250	26
Bohnen, grün	140	19	Portulak	200	22
Brennessel	4000	200	Radieschen	470	27
Broccoli	1020	110	Rettich	510	29
Chicoree	150	10	Rosenkohl	720	112
Chinakohl	480	26	Rote Rübe	57	10
Endivie	240	10	Rotkohl	580	50
Erbsen, grün	86	25	Schnittlauch	420	47
Feldsalat	610	35	Schwarzwurzel	60	4
Fenchel	950	93	Spargel	270	20
Grünkohl	690	105	Spinat	800	51
Gurke	160	8	Tomate	340	25
Knollensellerie	104	8	Topinambur	31	4
Kohlrabi	618	63	Wegerich	40	20
Kopfsalat	200	13	Weißkohl	460	47
Kürbis	110	12	Wirsingkohl	480	50
Löwenzahn	150	33	Zucchini	200	16
Möhren	60	7	Zuckermais	33	12
Paprika	1670	140	Zwiebel	85	10
Champignon	57	4	Brot	0	0
Kartoffel, gek.	48	14	Fleisch, Wurst	0	0
Nüsse, Ölsamen	0	0	Fisch	0	0
Pflanzenöl	0	0	Käse	0	0
Sauerkraut	286	20	Milch, roh	7	2
Sojasprossen	34	7	Sahne, Butter	0	0

Vitamin C	Dichte mg/MJ	Gehalt mg/100g	Vitamin C	Dichte mg/MJ	Gehalt mg/100g
Ananas	87	20	Johannisbeere	1150	189
Apfel	58	12	Kaki	53	16
Apfelsine	280	50	Kirsche	57	15
Aprikose	56	10	Kiwi	340	71
Avocado	14	13	Mandarine	170	32
Banane	28	11	Mango	150	37
Birne	22	5	Melone	240	25
Brombeere	93	17	Mirabelle	25	7
Cherimoya	95	25	Nektarine	36	8
Dattel, getrock.	2	2	Papaya	1450	80
Erdbeere	460	62	Pfirsich	56	10
Feige, roh	12	3	Pflaume	24	5
Grapefrucht	240	44	Reineclaude	25	6
Hagebutte	3380	1250	Stachelbeere	220	34
Heidelbeere	140	22	Wassermelone	38	6
Himbeere	180	25	Weintraube	14	4
Honigmelone	140	32	Zitrone	360	53

Vitamin-C-Dichte und Vitamin-C-Gehalt ausgewählter Nahrungsmittel (Quelle: Bundeslebensmittelschlüssel).

Maßgebend ist die Vitamin-C-Dichte, also die linke Spalte. Um den Mindestbedarf an Vitamin C zu decken, sollte die Dichte durchschnittlich mehr als 10 mg/MJ betragen. Erstrebenswert, auch zur Erhaltung gesunder Knorpel, ist ein Durchschnitt von über 100 mg/MJ. Das ist jedoch nur zu erreichen, wenn die Ernährung größtenteils aus Obst und Gemüse besteht. Doch die meisten Menschen ernähren sich überwiegend von Nahrungsmitteln, die kein Vitamin C enthalten. Dadurch werden Knorpelschäden begünstigt.

dunklen Nacht gebraucht wird. (Siehe hierzu ausführlich „*Sonnenlicht – das größte Gesundheitsgeheimnis*" von Thomas Klein.)

- Ein ausreichend hoher Vitamin-C-Spiegel in den Geweben verbessert deren Entgiftungsvermögen und verhindert die Ansammlung von Stoffwechselgiften. Deshalb wird zur Erhaltung gesunden Knorpelgewebes eine hohe Vitamin-C-Konzentration im Knorpel benötigt. Frischkost-Ernährung, die viel Vitamin C enthält, hilft, eine gute Gewebegesundheit zu erhalten und unangenehme Entgiftungsreaktionen wie Grippe zu vermeiden.
- Vitamin C wird zur Immunabwehr gebraucht.
- Vitamin C wird beim Proteinstoffwechsel benötigt.
- Vitamin C ist ein äußerst wirksamer Radikalfänger (Antioxidans), mindert oxidativen Streß und schützt die Gewebe vor aggressiven freien Radikalen.[78]

Tiere, die sich an eine Nahrung mit viel Vitamin C angepaßt haben, haben im Laufe der Evolution die Fähigkeit verloren, Vitamin C im eigenen Körper zu bilden, einfach weil die Nahrung genug davon enthielt und die körpereigene Vitaminsynthese überflüssig geworden war. Hierzu zählen die Affen, damit auch der Mensch, sowie Meerschweinchen, früchtefressende Vögel und Fledermäuse. Der Mensch ist schon allein aus diesem Grunde auf eine Nahrung angewiesen, die reichlich Vitamin C enthält, also vor allem auf Früchte, Gemüse und Grünblattsalate.

Ein offensichtlicher Vitamin-C-Mangel zeigt sich in Schleimhautblutungen, Muskelschmerzen (vor allem in den Waden), blaßgelblicher Hautfarbe, follikulärer Hyperkeratose (Verdickung der Hornschicht in den Haarbalgen, krötenartige Haut), Muskelblutungen, Hämorrhagien (Blutaustritt aufgrund beeinträchtigter Festigkeit der Arterienwände) und Tyrosinämie (erhöhter Tyrosingehalt des Blutserums). Eine Unterversorgung kann eine erhöhte Infektanfälligkeit nach sich ziehen sowie Unpäßlichkeit, Schwermut und Depressionen, verzögerte Wundheilung und eine Neigung zu Zahnfleischbluten.

Ein unterschwelliger Vitamin-C-Mangel bleibt gewöhnlich unbemerkt und begünstigt verschiedene Degenerationserkrankungen wie Osteoporose, Bandscheibenschäden und Arthrose. Vitamin C ist notwendig zum Aufbau und zur Erhaltung eines festen Bindegewebes in den Faserringen der Bandscheiben und des hyalinen Knorpelgewebes in den Gelenken. Auch der Gallertkern der Bandscheiben braucht genügend Vitamin C, um elastisch zu bleiben und seine Fähigkeit zu bewahren, sich mit Flüssigkeit vollzusaugen. Bei Mangel an Vitamin C beschleunigt sich die Alterung des Knorpelgewebes.

Skorbut gilt als typische Vitamin-C-Mangelkrankheit, weshalb der Vitamin-C-Bedarf gewöhnlich an der Skorbutverhütung bemessen wird. Daher auch die Bezeichnung Ascorbinsäure – gegen Skorbut. Doch der Bedarf liegt viel höher.

Der oft angegebene Mindestbedarf von 75 mg täglich genügt allenfalls zur Verhütung von Skorbut. Gesunde Bandscheiben und Gelenkknorpel erfordern wohl mehr als 1 000 mg. Der Arzt JOHANNES WEINGART hält 1 000 bis 3 000 mg (ein bis drei Gramm) zur Erhaltung gesunder Gelenke für notwendig.[79] Doch eine solche Menge können wir uns nur bei weitgehender Frischkost-Ernährung zuführen. Je größer der Anteil von Obst und Gemüse, desto besser.

Vitamin C ist dagegen nicht in den sogenannten Grundnahrungsmitteln enthalten, wie Brot, Pizza, Nudeln, Backwaren, Reis, Fleisch, Fisch, Wurst, Eiern, Käse, Quark, Butter, Margarine, Marmelade, Honig, Nußcreme, Süßigkeiten, Kuchen, Bier.

Vitamin-C-Präparate bieten keinen Ausgleich für eine falsche Ernährung. Präparate können sogar schaden, weil die Vitamine nicht im natürlichen Verbund stehen und die notwendigen Begleitstoffe fehlen, die für die gute Vitaminverwertung benötigt werden. Auch können Präparate toxisch wirken aufgrund von Verunreinigungen, Zusatzstoffen und Rückständen aus der Herstellung.

Magnesium

Magnesium erfüllt viele Aufgaben im Organismus. Magnesium trägt zur Stabilisierung der Zellmembranen bei und hilft beim Transport von Nährstoffen in die Zellen und von Stoffwechselabfällen aus den Zellen. Magnesium ist zur Muskelarbeit notwendig und verhindert Krämpfe; es ist erforderlich zur Übertragung von Nervensignalen sowie zur raschen Regeneration nach körperlicher Anstrengung. Magnesium wird zur wohldosierten Bildung von Hormonen benötigt. Bei Magnesiummangel können vermehrt Streßhormone ausgeschüttet werden, so daß sich die Empfindlichkeit gegenüber Streß erhöht. Magnesium aktiviert mehr als dreihundert Enzyme, weshalb in allen Zellen eine ausreichende Magnesiumkonzentration notwendig ist. Ohne Magnesium wird die Eiweißsynthese und damit auch die Kollagensynthese blockiert. Deshalb wird Magnesium zum Knochen- und Knorpelaufbau benötigt.

Magnesiummangel beeinträchtigt die Regeneration des Knorpelgewebes in den Bandscheiben und Gelenkknorpeln; es erhöht sich das Risiko eines Faserrisses, woraus im ungünstigsten Fall ein Bandscheibenvorfall entstehen kann, auch die Gelenke verschleißen zunehmend. Bandscheibenschäden und Arthrose haben oftmals im Magnesiummangel eine wesentliche Ursache.

Die Anzeichen eines Magnesiummangels

Magnesiummangel kann zu Verkrampfung führen, zu steifen Muskeln und verlangsamter Erholung nach körperlichen Anstrengungen, zu Kribbelgefühlen und Zuckungen der Augenlider, zu Tachykardie (Herzjagen) und Druckgefühlen in der Brust, zu eingeschlafenen Beinen, zu Depressionen, Traurigkeit, Melancholie und Pessimismus, zu Müdigkeit und Antriebsschwäche. Auch splitternde, brechende Nägel und Haarausfall können auf Magnesiummangel zurückzuführen sein.[80]

Selbst wenn keines der genannten Symptome zu beobachten ist, kann dennoch ein unterschwelliger Mangel vorliegen. In den Zellen muß die Magnesiumkonzentration 14fach höher sein als im Blut.[81] Der Magnesium-Serumspiegel kann durchaus im unteren Normbereich liegen, während in den Zellen ein Mangel herrscht.[82]

Bei unzureichender Versorgung mit Magnesium mangelt es auch der Gelenkflüssigkeit daran und die Regeneration des Knorpelgewebes wird beeinträchtigt, weil zum Knorpelaufbau magnesiumhaltige Enzyme benötigt werden. Kleinere Knorpelschäden, die bei stärkeren Belastungen unvermeidlich entstehen, können nicht mehr repariert werden und weiten sich mit der Zeit aus. Es entsteht Arthrose, die sich zunehmend verschlimmert. Um dies zu verhindern, muß auf eine ausreichende Magnesiumzufuhr und einen guten Magnesiumhaushalt geachtet werden.

Ein unterschwelliger Magnesiummangel ist hierzulande weit verbreitet. Wohl die meisten Arthrose-Patienten dürften darunter leiden, ohne es auch nur zu ahnen.[83]

Der Magnesiumbedarf

In der Literatur wird eine Magnesiumzufuhr empfohlen von 350 mg pro Tag für Männer und 300 mg für Frauen. Der Bedarf ist während der Stillzeit erhöht. Das bedeutet, daß die Nahrung im Durchschnitt 40 bis 50 mg Magnesium pro MJ enthalten sollte. Der physiologische Energiegehalt wurde früher in Kilokalorien (kcal), heute in Megajoule (MJ) angegeben. – Der genaue Bedarf ist allerdings unbekannt.

Außerdem wird die Magnesiumaufnahme durch viele Umstände beeinflußt. Sie wird beeinträchtigt durch viel Kalzium (etwa bei Milch und Milchprodukten), durch viel Phosphor (z. B. bei Käse, Fleisch und Eiern), durch viel Fett und Eiweiß (Käse, Quark, Eier, Fleisch, Fisch, Öl), durch Oxalsäure, Phytinsäure und Gerbsäuren (vor allem in den Randschichten von Getreidekörnern, Ölsamen, Nüssen und Hülsenfrüchten). Die Aufnahme wird verschlechtert durch Alkohol oder einen Mangel an Vitamin B_1 und B_6. Die Magnesiumaufnahme verbessert sich hingegen durch Zucker in Früchten, bei einem guten Vitamin-D-Spiegel (genügend Sonnenlicht!) und einem ausgeglichenen Hormonhaushalt (kein Dauerstreß!). Die Magnesiumverluste können sich über die Nieren erhöhen, etwa durch Verzehr gesalzener Speisen, aber auch bei Hitze über den Schweiß, vor allem bei Sport und körperlicher Arbeit. – Somit ist es nicht möglich, eine klare Linie für die kritische Grenze zu ziehen, unter der ein Magnesiummangel zu befürchten ist. Sicherheitshalber sollte die Nahrung täglich mindestens 40 mg Magnesium pro MJ enthalten, bei schlechter Verfügbarkeit und erhöhtem Bedarf entsprechend mehr.

Der Magnesiumgehalt der Nahrung

Bei einem Vergleich der Nahrungsmittel hinsichtlich der Magnesiumzufuhr ist die Magnesiumdichte maßgebend (angegeben in mg/MJ bzw. mg/kcal) und nicht der Magnesiumgehalt (mg/100g). Denn wir essen, bis wir satt sind und ausreichend Kalorien aufgenommen haben. Je kalorienreicher ein Nahrungsmittel ist, desto geringere Nahrungsmengen werden benötigt. Es ist ein Unterschied, ob Gurken oder Nüsse gegessen werden, denn Gurken bestehen zu 96 Prozent aus Wasser (physiologischer Energiegehalt: 51 kJ/100g), während Nüsse wahre Kalorienbomben sind, die bis zu 85 Prozent Fett enthalten (Energiegehalt bis zu 2900 kJ/100g). 100 Gramm Nüsse enthalten soviel Kalorien wie fünf bis sechs Kilogramm Gurken, das wären je nach Größe 15 bis 25 Gurken. Deshalb ist es irreführend, auf den Gehalt an Magnesium zu schauen, da besonders Früchte, Gemüse und Grünblattsalate aufgrund ihres hohen Wassergehaltes unterschätzt werden.

Ebenso ist es ein Trugschluß, getrocknete Feigen wegen ihres Magnesiumgehaltes zu empfehlen. Frische Feigen enthalten genausoviel wie die getrockneten. Der Unterschied liegt darin, daß beim Trocknen lediglich das Wasser entzogen wird und die getrockneten Feigen nur 15 bis 20 Prozent ihres ursprünglichen Gewichts behalten. Die Magnesiumdichte ist jedoch dieselbe geblieben. Deshalb ist bei einem Vergleich stets die Dichte an Magnesium zugrunde zu legen und nicht der Gehalt, also die Angabe der Menge pro Gewicht.

Zu einem ähnlichen Trugschluß kommt es beim Vergleich zwischen wasserreicher Milch und wasserarmem Käse.

Milch enthält 12 mg Magnesium pro 100 g, Hartkäse wie Emmentaler aber 43 mg, obwohl zwei Drittel des Magnesiums über die Molke bei der Verkäsung verloren gegangen sind. Beim Vergleich der Magnesiumdichte tritt die Wahrheit zu Tage: Milch hat 45 mg Magnesium pro MJ, Emmentaler Käse aber nur 24 mg/MJ.[84]

Welche Nahrungsmittel versprechen die beste Magnesiumversorgung? Wie kann eine reichliche Magnesiumzufuhr gesichert werden, so daß auch die Gelenkknorpel genug davon erhalten und Arthrose vermieden werden kann?

Früchte haben eine ausreichende, oft sogar eine hohe bis sehr hohe Magnesiumdichte (siehe Tabelle auf der folgenden Seite). Außerdem wird das Magnesium in Früchten besonders gut verwertet. Deshalb sollten reife Früchte einen möglichst großen Teil des Kalorienbedarfs decken.

Sehr hoch ist die Magnesiumdichte in Gemüse und Grünblattsalaten (siehe übernächste Seite). Angesichts der Tatsache, daß Magnesium das Zentralatom im grünen Blattfarbstoff Chlorophyll ist, wird mitunter der Verzehr von dunkelgrünem Blattgemüse empfohlen. Doch nur wenige Prozent des Magnesiums sind im Chlorophyll gebunden. Chlorophyllfreie Gemüse können mehr Magnesium enthalten als grüne Blätter, wie Kohlrabi, Blumenkohl oder Spargel gegenüber Löwenzahn oder Petersilie.

Wohlschmeckend sind frischgepreßte Möhrensäfte (170 mg Magnesium pro MJ), die bei Arthrose aufgrund der hohen Magnesiumdichte zur täglichen Ernährung gehören sollten. Zusammen mit Möhren können auch Bleichsellerie (170 mg), Fenchelknollen (480 mg) und Brennesselblätter (800 mg) entsaftet werden. Allerdings schmeckt der Saft nur, wenn die Möhren mindestens achtzig Prozent ausmachen.

Magnesium	Dichte mg/MJ	Magnesium	Dichte mg/MJ
Früchte		*Früchte*	
Ananas	70	Kiwi	94
Apfel	28	Mandarine	52
Aprikose	56	Mango	71
Apfelsine	71	Maulbeere	81
Avocado	32	Mirabelle	56
Banane	90	Papaya	760
Birne	32	Pfirsich	53
Brombeere	240	Pflaume	51
Cherimoya	92	Purpurgrenadilla	93
Dattel	43	Rambutan	90
Durian	22	Stachelbeere	82
Erdbeere	112	Wassermelone	20
Feige	76	Weintraube	31
Guave	82	Zuckermelone	100
Hagebutte	144	*Gemüsefrüchte*	
Himbeere	210	Gemüsepaprika	90 – 140
Jakfrucht	123	Gurke	160
Johannisbeere	71	Kürbis	80 – 210
Kaki	30	Okra	715
Kaktusfeige	550	Tomate	180
Kirsche	42	Zucchini	275

Die Magnesiumdichte ausgewählter Früchte (in mg pro MJ; Quelle: Bundeslebensmittelschlüssel).

Magnesium	Dichte mg/MJ	Magnesium	Dichte mg/MJ
Gemüse		*Gemüse*	
Bleichsellerie	170	Mohrrübe	170
Blumenkohl	180	Pastinake	240
Brennessel	800	Portulak	1340
Broccoli	220	Radicchio	195
Chicoree	180 - 300	Rettich	260
Chinakohl	195	Rosenkohl	150
Eisbergsalat	130	Rote Rübe	140
Endiviensalat	220	Rotkohl	190
Feldsalat	220	Schnittlauch	390
Fenchelknolle	480	Schwarzwurzel	330
Grünkohl	200	Spinat	bis 1500
Kartoffel, gegart	63	Topinambur	154
Knollensellerie	110	Weißkohl	220
Kohlrabi	420	Zuckererbse	120
Kopfsalat	225	Zuckermais	130
Löwenzahn	160	*Pilze*	
Melde	610	Champignon	200

Die Magnesiumdichte ausgewählter Gemüse und Grünblatt-salate (in mg/MJ; Quelle: Bundeslebensmittelschlüssel).

Gemüse und Grünblattsalate sind die Nahrungsmittel mit der höchsten Magnesiumdichte. Um eine gute Versorgung sicherzustellen, empfehlen sich ein oder zwei Salatmahlzei-ten täglich. Auch Früchte enthalten beachtliche Mengen an Magnesium, das außerdem gut verwertet wird.

Magnesium	Dichte mg/MJ	Magnesium	Dichte mg/MJ
Hülsenfrüchte (gegart)		*Getreide (gegart)*	
Bohnen, grün	240	Buchweizen	91
Bohnen, weiß	120	Gerste	85
Chinabohnen	105	Hafer	87
Erbsen	95	Hirse	140
Kichererbsen	130	Mais	100
Linsen	95	Roggen	97
Sojabohnen	160	Weizen	97
Wachsbohnen	205	Reis	40 - 54
Nüsse, Ölsamen		Reis, geschält	20
Cashewnuß	114	*Getreideerzeugnisse*	
Erdnuß	68	Backwaren, meist	5 - 20
Haselnuß	58	Kuchen	8
Kokosnuß	25	Vollkornbrot	70 - 100
Kokosnußwasser	290 - 780	Mischbrot	45
Leinsamen	225	Weißbrot	20
Macadamianuß	38	Knäckebrot	20
Mandel	92	Eierteigwaren	40
Mohn	170	Müsliriegel	50
Paranuß	58	*Fett, Öl*	
Pecannuß	48	Butter	1
Pistazie	67	Schmalz	0
Sesam	150	Kokosfett	0
Sonnenblumenk.	164	Pflanzenöl	0
Walnuß	48	Margarine	0

Gegenüberliegende Seite: Die Magnesiumdichte ausgewähl-
ter Nahrungsmittel (Quelle: Bundeslebensmittelschlüssel).
Hülsenfrüchte (Bohnen, Erbsen, Linsen) haben eine recht
hohe Dichte an Magnesium. Allerdings ist dessen Verwert-
barkeit eingeschränkt durch den ebenfalls hohen Gehalt an
Oxalsäure und Phytinsäure. Dennoch sind Hülsenfrüchte als
eine gute Magnesiumquelle zu betrachten.

Nüsse und Ölsamen enthalten viel Magnesium, weshalb
ihr Verzehr zur Behebung eines Mangels in vielen Publikationen empfohlen wird. Doch Nüsse sind fettreich und was-
serarm, enthalten also viele Kalorien, wodurch ein Vergleich
mit wasserreichem Obst und Gemüse verfälscht wird. Bei
Betrachtung der Dichtewerte relativieren sich diese Empfehlungen. Hinzu kommt, daß das Magnesium aus Nüssen
und Ölsamen schlechter verwertet wird (säurebildende Nahrungsmittel, Gerbsäuren, Oxalsäure, Phytinsäure, besonders
in den Randschichten). Bemerkenswert ist die hohe Magnesiumdichte der Kokosmilch, vor allem in jungen, fettarmen
Trinkkokosnüssen.

Öle und Fette enthalten hingegen kein Magnesium. Es ist
besser, Sonnenblumenkerne zu knabbern, Sesam oder Leinsamen zu mahlen, als das jeweilige Öl zu verwenden.

Weißbrot, Weißmehlerzeugnisse und geschälter Reis können nicht den Magnesiumbedarf decken. Vollkornbrot ist besser, wobei die Verfügbarkeit des Magnesiums beeinträchtigt
ist durch den hohen Gehalt an Oxalsäure und Phytinsäure,
vor allem in den Randschichten der Getreidekörner. Mittels
Sauerteiggärung kann ein großer Teil der Phytinsäure abgebaut werden, weshalb Brot aus Natursauerteig zu bevorzugen ist. Vollkornbrot mangelt es an Stoffen, die zum Aufbau
gesunder Gelenkknorpel gebraucht werden.

Magnesium	Dichte mg/MJ	Magnesium	Dichte mg/MJ
Milchprodukte		*Eier (gegart)*	
Kuhmilch, vollfett	45	Eier	16
Joghurt, vollfett	45	*Fleisch (gegart)*	
Joghurt, gesüßt	27	Schweinefleisch	18 - 24
Kakaomilch	53	Schweineschnitzel	30 - 45
Sahne	5 - 9	Rindfleisch	20 - 33
Butter	1	Rinderleber	32
Quark	15 - 35	Wurst, meist	10 - 20
Eiscreme	20	*Fisch (gegart)*	
Rahmeis	7	Flunder	55
Käse		Hering	33
Appenzeller	22	Makrele	36
Blauschimmel	15	Kabeljau	93
Brie	13	Lachs	40
Camembert	17	Leng	166
Cheddar	15	Scholle	55
Emmentaler	27	Schellfisch	110
Esrom	38	Seehecht	60
Frischkäse	4	Steinbutt	120
Gouda	24	Forelle	55
Hüttenkäse	19	Hecht	80
Mozzarella	19	Karpfen	100
Romadur	16	Rotbarsch	60
Schafskäse	25	Schleie	136
Weichkäse	8	Zander	75

Gegenüberliegende Seite: Die Magnesiumdichte ausgewähl-
ter Nahrungsmittel (bezogen auf den verzehrbaren Anteil,
Quelle: Bundeslebensmittelschlüssel).

Magnesium in Milch und Joghurt wird recht gut verwertet. Allerdings wird die Magnesiumaufnahme durch den hohen Kalziumgehalt beeinträchtigt. Früchte versprechen in
der Regel eine bessere Magnesiumversorgung als Milch.

In gesüßten Milchprodukten (Joghurt) verringert sich die
Magnesiumdichte entsprechend der Zuckerzugabe. In fett-
reichen Milchprodukten (Butter, Sahne, Eis, Käse) ist die
Magnesiumdichte gering. Beim Käse kommt hinzu, daß
er äußerst säurebildend und gesalzen ist, wodurch sich die
Magnesiumverfügbarkeit zusätzlich verschlechtert. Auch
Quark ist stark säurebildend.

Eine Brotmahlzeit verspricht nur eine unzureichende Magnesiumversorgung: Weißbrot (20 mg Magnesium pro MJ),
Butter, Margarine (0 bis 1 mg), Käse, Wurst (siehe gegenüberliegende Seite), Honig (5 mg), Marmelade (2 mg). Brot,
Käse und Wurst sind säurebildend. Da aber Brotmahlzeiten
hierzulande einen großen Teil des Kalorienbedarfs decken,
ist der weit verbreitete Magnesiummangel kein Wunder.

Unzureichend ist die Magnesiumversorgung auch über
Eier und Fleisch, besser hingegen über Fisch. – Eier, Fleisch
und Fisch sind sehr säurebildend, wodurch sich die Magnesiumverfügbarkeit verschlechtert. Durch Braten und Frittie-
ren verringert sich die Magnesiumdichte zusätzlich, weil das
dazu verwendete Fett kein Magnesium enthält. Das gilt auch
für ölhaltige Fischkonserven.

Magnesium	Dichte mg/MJ	Magnesium	Dichte mg/MJ
Stärkereiche Nahrungsmittel		*Süßwaren*	
Kartoffeln, roh	67	Honig	5
Kartoffeln, gekocht	63	Marmelade	2
Kartoffelkloß	33	Nuß-Nougatcreme	27
Kartoffelstärke	4	Pflaumenmus	4
Grahambrot	100	Pralinen	18
Weißbrot	20	Süßigkeiten	0 - 15
Reis, geschält	20	Zucker	0
Winterkürbis	210	*Kakaoerzeugnisse*	
Pastinake	240	Bitterschokolade	138
Schwarzwurzel	330	Milchschokolade	38
Topinambur, roh	154	Kakaomilch	53

Magnesiumdichte von stärkehaltigen Nahrungsmitteln und Süßwaren (bezogen auf den verzehrbaren Anteil, Quelle: Bundeslebensmittelschlüssel).

Kartoffeln verlieren beim Kochen nur wenig Magnesium, jedoch viel, wenn Kartoffelstärkemehl hergestellt wird.

Enorm sind auch die Verluste bei der Herstellung von Weißmehlerzeugnissen. Man vergleiche den Unterschied zwischen Weißbrot (20 mg Magnesium pro MJ) und Vollkornbrot (70 bis 100 mg), zwischen geschältem Reis (20 mg) und ungeschältem Reis (40 bis 54 mg), oder man schaue auf Backwaren (meist nur 5 bis 20 mg). Deshalb empfiehlt es sich, hinsichtlich einer guten Magnesiumversorgung, auf Weißmehlerzeugnisse weitgehend zu verzichten.

Die Magnesiumdichte in stärkehaltigem Gemüse ist hoch. Außerdem wird das Magnesium in stärkehaltigen Wurzeln gut verwertet. Deshalb sind stärkereiche Knollen und Wurzeln zu bevorzugen gegenüber Vollkornbrot und erst recht gegenüber Weißmehlerzeugnissen.

Unbedeutend ist die Magnesiumdichte in Süßigkeiten. Das ist auch bei Schokolade nicht viel besser. Kakao ist zwar reich an Magnesium, doch wird der Schokolade nicht nur Kakao, sondern auch Milchfett und Zucker zugegeben, die kein Magnesium enthalten. Deshalb liegt die Magnesiumdichte von Kakaomilch (53 mg pro MJ) auch nur unwesentlich über normaler Milch (45 mg). Bei Bitterschokolade wird zwar mehr Kakao und weniger Zucker zugegeben als bei der Milchschokolade. Doch so hoch ist die Magnesiumdichte von Kakaobohnen aufgrund des hohen Fettanteils auch wieder nicht. Außerdem enthalten Kakaobohnen reichlich Oxalsäure, Phytinsäure und Gerbsäuren, wodurch sich die Magnesiumverfügbarkeit verschlechtert. Ferner enthält Kakao das giftige Alkaloid Theobromin, daher der bittere Geschmack ungesüßter Kakaoerzeugnisse. Anstatt einer Tafel Bitterschokolade ist es besser, Bananen zu essen oder Möhrensaft zu trinken.

Zur guten Magnesiumversorgung sind täglich ein bis zwei Salatmahlzeiten zu empfehlen, möglichst ohne Ölzugabe. Denn Pflanzenöl enthält keine Vitamine und keine Mineralstoffe. Aufgrund der konzentrierten Fettkalorien genügen schon ein oder zwei Eßlöffel Öl, um die Magnesiumdichte der Salatmahlzeit auf die Hälfte oder ein Drittel sinken zu lassen. Außerdem beeinträchtigt Öl die Magnesiumaufnahme und entwertet damit den Magnesiumreichtum des Salats. Ferner begünstigt die im Pflanzenöl reichlich enthaltene Linolsäure die Bildung von Arachidonsäure, wodurch Arthritis und Arteriosklerose gefördert werden können.

Besser ist es, frisch gemahlene Ölsamen dem Salat zuzugeben. Eine recht hohe Magnesiumdichte haben Leinsamen und Sesam (225 bzw. 150 mg Magnesium pro MJ). Aber auch die fettreiche Avocado (32 mg) eignet sich gut zum Salat. Sie sollte aber ebenfalls maßvoll verwendet werden.

Anstatt dem Salat leere Fettkalorien über Pflanzenöl oder Dressing zuzugeben, ist es besser, kohlenhydratreiche und zugleich magnesiumreiche Nahrungsmittel hinzuzufügen, z. B. Zuckererbsen (120 mg Magnesium pro MJ) und Zuckermais (130 mg), beides ganzjährig als Tiefkühlkost verfügbar, pürierter Kürbis (bis 210 mg), Möhren (170 mg) oder Wurzelgemüse. Auch gekochte Kartoffeln und gedünstetes Gemüse sind besser als Pflanzenöl.

Beim Kochen kann Magnesium in erheblichen Mengen verloren gehen. Pellkartoffeln verlieren kaum Magnesium, aber bei geschälten Kartoffeln können die Magnesimverluste bis zu 22 Prozent betragen, bei Gemüse sogar 40 Prozent.[85] Beim Dünsten von Gemüse sollte das Kochwasser mit verwendet werden, damit kein Magnesium verloren geht. Neben gekochten Kartoffeln (63 mg Magnesium pro

MJ) bieten sich andere stärkehaltige Wurzelknollen an: Pastinaken (240 mg), Kürbis (bis 210 mg), Schwarzwurzel (330 mg), Kohlgemüse. Auch Bohnen, Erbsen und Linsen enthalten genügend Magnesium.

Kein oder nur wenig Magnesium enthalten Fleisch, Wurst, Eier, Käse, Quark, Sahne, Butter, Pflanzenöl, Margarine, Weißmehlerzeugnisse und raffinierte Stärke, Fabrikzucker und Süßwaren. Hinzu kommt, daß Magnesium aus fett- und eiweißreichen Nahrungsmitteln nur schlecht aufgenommen werden kann, ebenso aus Vollkornprodukten aufgrund der reichlich enthaltenen Oxalsäure und Phytinsäure. Wer sich gesunde Gelenkknorpel erhalten möchte, sollte diese Nahrungsmittel allenfalls gelegentlich in kleiner Menge essen. Bei Arthrose ist es besser, darauf zu verzichten.

Der Einfluß der Bodengüte

Der Magnesiumgehalt von Nahrungsmitteln wird durch die Bodengüte bestimmt. Nahrungspflanzen können nur so viel Magnesium aufnehmen, wie im Boden enthalten ist. Selbst Gemüse und Grünblattsalate, welche normalerweise eine hohe Magnesiumdichte haben, können durchaus arm an Magnesium sein, wenn sie auf magnesiumarmen Böden angebaut worden sind. Magnesiumreiche Böden sind schon von Natur aus selten. Hierzu zählen Böden mit einem Muttergestein aus Dolomit, Dolomitspat oder Dolomitmergel, aus Syenit, Diorit oder glimmerhaltigen Granitgesteinen (Biotit). Doch selbst diese ursprünglich magnesiumreichen Böden können bei falscher Bewirtschaftung mit den Jahren allmählich an Magnesium verarmen.[86]

Bei der Hochertragslandwirtschaft wird oft einseitig gedüngt, vor allem mit Stickstoff, Phosphat, Kalium und zum Teil auch mit Kalzium. Bei der Stickstoffdüngung nehmen die Pflanzen vermehrt Magnesium auf, das mit jeder Ernte dem Boden entzogen wird. Die Böden verarmen zunehmend an Magnesium, ohne daß die Verluste durch die natürliche Gesteinsverwitterung im Unterboden wettgemacht werden.

Auch die großzügige Düngung mit Kalium birgt Probleme. Die ausgiebige Kaliumzufuhr steigert das Pflanzenwachstum, beeinträchtigt jedoch die Magnesiumaufnahme, denn Kalium und Magnesium behindern sich gegenseitig bei der Aufnahme. Das Magnesium bleibt damit zwar im Boden und für die Zukunft gerettet, doch mangelt es den Feldfrüchten an Magnesium, solange das Überangebot an Kalium besteht. Bauer und Gärtner haben ihren Gewinn, weil sie ihren Ernteertrag steigern konnten, aber der Käufer muß sich mit magnesiumarmer Nahrung begnügen.

Auch Kalzium und Magnesium behindern sich gegenseitig in der Aufnahme, weshalb Pflanzen auf kalkreichen Böden weniger Magnesium aufnehmen. Tiere, die auf kalkreichen Böden weiden oder von diesen Böden ihr Futter erhalten, bekommen weniger Magnesium, so daß auch Fleisch und Milch weniger Magnesium enthalten.[87]

Düngemittel sollten aus den genannten Gründen stets genügend Magnesium enthalten. Alle Mineralstoffe und Spurenelemente müssen in einem ausgewogenen Verhältnis zueinander stehen. Einseitige Düngung mit Stickstoff, Kalium oder Kalzium ist zu vermeiden.

Was kann neben richtiger Düngung außerdem noch für magnesiumreiche Böden getan werden? Das Ausbringen von Kompost und Pflanzenabfällen als Bodenabdeckung

(Mulch) ist stets zu empfehlen. Allerdings können magnesiumarme Böden auf diese Weise nur langsam wieder mit Magnesium angereichert werden. Zur Remineralisierung des Bodens ist Urgesteinsmehl am besten geeignet, weil es alle Mineralstoffe enthält, je nach Gesteinsart auch entsprechende Mengen an Magnesium. Das Steinmehl muß jedoch fein wie Staub sein, da körniges „Steinmehl" Jahrzehnte und Jahrhunderte zur Verwitterung und Freisetzung der Mineralstoffe benötigt. In Steinbrüchen, wo Urgesteine abgebaut werden, fällt Steinmehl als Abfallprodukt an und kann preiswert erworben werden.

Die Gesteinsverwitterung und natürliche Magnesiumanreicherung im Unterboden wird durch Huminsäuren beschleunigt, die sich aus Resten abgestorbener Lebewesen im Boden bilden. Biologischer Land- und Gartenbau zielt darauf, das Bodenleben zu erhalten, wodurch entsprechende Mengen an Huminsäuren freigesetzt werden. Doch bei der Hochertragslandwirtschaft schwindet das Bodenleben, so daß die Humusschicht mitunter nur noch wenige Prozent dessen ausmacht, was ursprünglich vorhanden war. Dadurch verlangsamt sich die Gesteinsverwitterung im Unterboden und die oberen Bodenschichten verarmen an Magnesium in dem Maße, wie Magnesium mit der Ernte der Feldfrüchte entzogen wird.

Eine Gefahr besteht auch darin, daß nackter Ackerboden in der Sommerhitze ausdörrt und die kostbare mineralreiche Ackerkrume vom Wind weggeweht wird. Das geht unter anderem zu Lasten des Magnesiums. Desgleichen können Mineralstoffe, die nicht von Bodenbakterien gebunden sind, bei starken Regenfällen ins Grundwasser ausgewaschen werden. Abhilfe hiergegen bieten beständiger Pflanzenbewuchs (Permakultur, Hortikultur), Bodenabdeckung (Mulch) sowie Windschutzhecken.

Tiefwurzelnde Bäume und Sträucher ziehen die Mineralstoffe aus dem Unterboden, pumpen sie von ihren Wurzelspitzen in die Blätter, die im Herbst auf den Boden fallen und den Oberboden mit Mineralstoffen düngen. Deshalb tragen Naturwälder, wie auch natürlich bewirtschaftete Obstgärten, zur Regeneration und Remineralisierung des Bodens bei. Vorteilhaft ist es ebenfalls, den Boden hin und wieder brach liegen zu lassen, damit die Remineralisierung auch auf diesem Wege fortschreiten kann.

Magnesiumverwertung

Es genügt nicht, den Magnesiumgehalt und die Magnesiumdichte der Nahrungsmittel zu betrachten, es müssen auch die Stoffe berücksichtigt werden, welche die Magnesiumaufnahme beeinträchtigen. An erster Stelle zu nennen sind Phytinsäure, Oxalsäure und Gerbsäuren, weil sie Kalzium, Magnesium, Eisen, Zink und Spurenelemente binden, so daß diese Mineralstoffe zum Teil ungenutzt über Darm und Nieren ausgeschieden werden.

Phytinsäure ist in den Randschichten aller Samen enthalten, in Erdnüssen, Sojabohnen, Kichererbsen, weißen Bohnen, generell in Hülsenfrüchten, in Ölsamen und Nüssen, besonders aber in Getreidekörnern und damit ebenfalls in Vollkornbrot, Müsli und Backwaren. Durch Fermentation kann Phytinsäure im Vollkornmehl zu einem beträchtlichen Teil abgebaut werden, weshalb Natursauerteigbrot oft nur noch die Hälfte oder ein Drittel der ursprünglichen Phytinsäure enthält, vorausgesetzt die Sauerteiggärung wurde richtig durchgeführt. In Weißmehlprodukten ist der Phytingehalt niedrig, da die Phytinsäure beim Abschleifen der Randschichten weitgehend entfernt worden ist, bevor der verbliebene Mehlkörper des Getreidekorns gemahlen wurde. Allerdings enthalten Weißmehlprodukte auch kaum noch Mineralstoffe, weshalb die Magnesiumversorgung über Brot und Getreideprodukte generell unzureichend ist, egal ob es sich dabei um Vollkornbrot oder Weißbrot handelt.

Oxalsäure kann ebenfalls Magnesium binden. Sie ist in Getreidekörnern in beträchtlichen Mengen enthalten, wobei das Verhältnis von Kalzium zu Oxalsäure im Getreide oftmals ungünstiger ist als beim oxalsäurereichen Spinat. Der Verzehr von Getreide verspricht auch aus diesem Grunde eine schlechte Magnesiumaufnahme und -verwertung, selbst wenn das Getreide auf mineralreichen Böden angebaut worden ist.

Oxalsäure ist zwar auch im Gemüse mehr oder weniger enthalten, aber Gemüse ist auch reich an Magnesium und anderen Mineralstoffen, wodurch immer noch genug Magnesium aufgenommen werden kann. Vollreife Früchte sind in der Regel frei von Oxalsäure, allenfalls in der Schale kann etwas Oxalsäure enthalten sein.

Gerbsäuren befinden sich reichlich in Kaffee und schwarzem Tee, weshalb diese Getränke der Magnesiumaufnahme abträglich sind. Auch die Randschichten mancher Samen und Nüsse können Gerbsäuren enthalten. Aus diesem Grunde sollten Mandeln und Walnüsse eingeweicht und enthäutet werden – außerdem schmecken sie dann besser und sind bekömmlicher.

Säurebildende Nahrungsmittel können die Magnesiumausscheidung crhöhen und so den Magnesiumhaushalt ungünstig beeinflussen. Zu den säurebildenden Nahrungsmitteln zählen Fleisch, Fisch, Wurst, Eier, Käse, Quark, aber auch Brot, Backwaren und Getreideerzeugnisse. Da der reichliche Verzehr dieser Nahrungsmittel ohnehin Arthrose, Gelenkerkrankungen wie auch Bandscheibenschäden verursacht, und außerdem noch indirekt eine erhöhte Magnesiumausscheidung begünstigt, sollten diese Nahrungsmittel allenfalls gelegentlich in kleinerer Menge gegessen werden.

Natriumchlorid (Kochsalz). Der Verzehr gesalzener Speisen erhöht den Verlust von Magnesium und anderen Mineralstoffen über Schweiß und Urin. Reichlicher Salzkonsum kann ein Hauptgrund für Magnesiummangel sein.

Für einen ökonomischen Wasser- und Elektrolythaushalt, für die effiziente Magnesiumverwertung empfiehlt sich die Minimierung des Salzverzehrs. Das gilt auch für Meersalz, welches zu 95 Prozent aus Natriumchlorid besteht, und für Kristallsalz, das zu 97,5 Prozent Natriumchlorid enthält. Der Mensch kommt mit äußerst geringen Natrium- und Chlormengen aus und kann bei extrem natriumarmer Ernährung einen beinahe natriumfreien Urin ausscheiden, ohne daß ein Natrium- oder Chlormangel zu befürchten ist, schon gar nicht bei mineralreicher Frischkost-Ernährung. Der Mensch ist wie alle Landtiere an eine natriumarme Ernährung angepaßt, während ihm spezielle Organe zur Salzausscheidung fehlen, über die alle Meerestiere verfügen, um überschüssiges Salz effizient ausscheiden zu können.

Früchte und Gemüse schmecken ohne Salz, während Brot und Getreideerzeugnisse, raffinierte Stärkeprodukte und fettreiche Nahrungsmittel aufgrund des fehlenden Eigengeschmackes gesalzen werden. Das heißt, die Nahrung, der es ohnehin an Magnesium mangelt, muß auch noch gesalzen werden, wodurch sich die Verwertung der geringen Magnesiummenge zusätzlich verschlechtert.

Sportler können über ihren Schweiß beträchtliche Magnesiummengen ausscheiden. Wieviel, hängt von ihrem Salzkonsum ab. Je weniger Natriumchlorid über gesalzene Speisen aufgenommen wird, desto besser vermag der Körper mit Mineralstoffen und Magnesium zu haushalten. Höchste Ausdauerleistungen unter extremer Hitze können bei Verzicht auf gesalzene Speisen erbracht werden, ohne daß Magnesiummangel befürchtet werden muß – Hauptsache, es wird die Zufuhr von genügend Wasser und Mineralstoffen über saftige Früchte gewährleistet. Andererseits können Salzesser, selbst wenn sie gut trainiert sind, unter Hitze schnell einen Kreislaufkollaps erleiden, mitunter paradoxerweise aufgrund eines Salzmangels, weil die langfristige Überversorgung mit Natriumchlorid unter Extrembedingungen den Mineralstoffhaushalt entgleisen lassen kann.[88]

Viel Fett, Protein und Phosphor beeinträchtigen ebenfalls die Magnesiumaufnahme. Zu den fett- und proteinreichen Nahrungsmitteln gehören Fleisch, Wurst, Fisch, Eier, Käse, Quark, Sahne, Butter, Pflanzenöl, Margarine, Kuchen, Torten und viele Fabriknahrungsmittel, aber auch Nüsse und Ölsamen.

Ein besonders ungünstiges Verhältnis von Phosphor zu Magnesium weisen Käse, Wurst und Eier auf. Diese Nahrungsmittel enthalten nicht nur wenig Magnesium, sondern auch viel Phosphor, viel Fett und Protein sowie zugefügtes Salz (Natriumchlorid). Weniger ungünstig ist das Verhältnis von Phosphor zu Magnesium in Fleisch, Fisch und Milch. Gut ist das Verhältnis in Nüssen und Ölsamen, in Brot und

Getreideerzeugnissen sowie in Hülsenfrüchten, gut bis sehr gut in Gemüse und Grünblattsalaten, besonders gut aber in Früchten, einschließlich Gemüsefrüchten wie Tomaten und Gurken. Nahrungsmittel, die viel Magnesium enthalten, haben auch ein gutes Verhältnis von Phosphor zu Magnesium.

Alkohol verschlechtert ebenfalls die Magnesiumverwertung, weil dadurch vermehrt Magnesium über die Nieren verloren geht.[89] Alkoholiker leiden in der Regel unter Magnesiummangel. Allein durch Alkoholabstinenz konnte bei Alkoholikern der Magnesiumspiegel binnen weniger Wochen wirksam angehoben werden.[90]

Patienten mit *Magen- und Darmerkrankungen* können das Magnesium aufgrund der geschädigten Darmschleimhäute oftmals nicht mehr richtig aufnehmen. Die Hauptursache für Magen- und Darmerkrankungen besteht im Verzehr von scharf gewürzten Speisen und vielen säurebildenden Nahrungsmitteln (Getreide, Fleisch, Fisch, Eier, Käse, Quark). Magen und Darmschleimhäute reagieren empfindlich auf eine andauernde Übersäuerung und nehmen mit der Zeit Schaden. Bei pflanzlicher Frischkost-Ernährung bleiben Magen- und Darmschleimhaut gesund.

Auch *Nierenfunktionsstörung und Nierenversagen* können Magnesiummangel nach sich ziehen, weil Magnesium nicht mehr ausreichend in den Nieren zurückgehalten wird.[91]

Die Einnahme von *Arzneimitteln* kann in vielen Fällen die Magnesiumausscheidung erhöhen, wodurch ein Mangel begünstigt wird.[92]

Eine weitere Gefahr besteht in der *Einnahme von Kalziumpräparaten* gegen Osteoporose. Größere Mengen Kalzium verschlechtern die Magnesiumaufnahme, wodurch es zu einem Magnesiummangel kommen kann.[93] Bei reichlicher

Zufuhr von Kalzium scheidet der Körper außerdem vermehrt Kalzium über die Nieren aus, wobei auch in erhöhtem Maße Magnesium verloren geht.[94] Osteoporose-Patienten leiden oftmals eher unter einem Magnesiummangel, der den Aufbau der organischen, kollagenhaltigen Knochenmatrix beeinträchtigt, als unter einem Kalziummangel, da im Säure-Basen-Gleichgewicht der Kalziumbedarf weitaus geringer ist, als vielfach behauptet. So kann sich bei Einnahme von Kalziumpräparaten und Verstärkung des Magnesiummangels durchaus die Bruchfestigkeit der Knochen weiter vermindern, wodurch das Gegenteil dessen erreicht wird, was mit der Einnahme von Kalziumpräparaten beabsichtigt wird. (Siehe *„Osteoporose – die folgenschweren Irrtümer der Osteoporose-Medizin"* von THOMAS KLEIN.) Der durch Kalziumpräparate verstärkte Magnesiummangel kann Arthrose begünstigen.

Bei *Dauerstreß* beeinflussen *Streßhormone* den Mineral- und Elektrolythaushalt derart, daß unter Umständen vermehrt Magnesium über den Urin ausgeschieden wird.[95] Deshalb ist es wichtig, sich bei Arbeit und Studium nicht dauernd zu überlasten, auch für Ruhe, Erholung und Urlaub zu sorgen, genug zu schlafen und Streß zu vermeiden wie Dauerlärm, Mobilfunkstrahlung oder Lichtstreß durch Leuchtstoffröhren und Energiesparlampen. (Siehe hierzu *„Sonnenlicht – das größte Gesundheitsgeheimnis"* von THOMAS KLEIN.)

Hormonpräparate können den Hormonhaushalt aus dem Gleichgewicht bringen. Die Einnahme von Östrogenpräparaten, östrogenähnlichen Substanzen und der Pille zur Empfängnisverhütung kann einen Magnesiummangel durch erhöhte Ausscheidung nach sich ziehen.[96] Ebenso kann die

Rückgewinnung des Magnesiums in den Nieren beeinträchtigt werden durch die Einnahme von Kalzitonin, Aldosteron, ADH, Thyreoid- oder Wachstumshormonen.[97] Sind die Magnesiumreserven in den Knochen weitgehend aufgebraucht, sinkt die Magnesiumkonzentration im Blut und damit auch in der Gelenkflüssigkeit. Hierdurch wird der Knorpelaufbau beeinträchtigt, Knorpelverschleiß und Arthrose werden begünstigt, aber auch Osteoporose kann gefördert werden, da Magnesiummangel den Aufbau der kollagenhaltigen Knochenmatrix blockieren kann.[98]

Calcitriol, die wichtigste aktive Form des *Vitamins D* (eigentlich ein Hormon mit vitaminähnlichen Eigenschaften) verbessert die Magnesiumaufnahme im Darm und dessen Rückgewinnung in den Nieren, wodurch der Magnesiumspiegel im Blut steigt und weniger Magnesium über den Urin verloren geht.[99]

Regelmäßiges Sonnenbaden erhöht den Vitamin-D-Spiegel, wodurch Magnesium ebenso wie Kalzium besser aufgenommen werden kann. Weil sich aber die meisten Menschen zu wenig sonnen, ist Vitamin-D-Mangel weit verbreitet. Eine Folge davon ist die verschlechterte Magnesiumaufnahme, wodurch auch die Knorpel in Bandscheiben und Gelenken weniger Magnesium erhalten und Knorpelschäden begünstigt werden. (Zur Bedeutung des Sonnenlichts siehe *„Sonnenlicht – das größte Gesundheitsgeheimnis"* von THOMAS KLEIN.)

Etwa drei Viertel des Magnesiums sind in den Knochen gespeichert, der Rest befindet sich in den Zellen von Muskeln,
Nerven und inneren Organen, und nur ein bis zwei Prozent
in den Körperflüssigkeiten, im Blut und in den Lymphen.
Die höchste Konzentration ist in Knochenhaut und Gelenkkapsel zu finden.[100] Bei Magnesiummangel erhält die Gelenkinnenhaut und damit die Gelenkflüssigkeit weniger Magnesium, wodurch der magnesiumabhängige Knorpelaufbau
beeinträchtigt werden kann.

Magnesiumpräparate

Von Magnesiumpräparaten sollte nur in begründeten Fällen
Gebrauch gemacht werden. Meistens genügt es, seine Ernährung zu korrigieren und vor allem auf Natriumchlorid
(Kochsalz, Meersalz, Kristallsalz) weitgehend zu verzichten.

Genügt eine Ernährungskorrektur nicht zur Behebung des
Magnesiummangels, so sind organische Magnesiumpräpa-
rate zu verabreichen wie Magnesiumcitrat, Magnesiumma-
lat oder Magnesiumchelate (zum Beispiel Magnesiumoro-
tat). Überdosierungen sind zwar nicht unbedingt gefährlich,
aber trotzdem zu vermeiden, weil sonst der Mineralhaushalt,
besonders der Kalziumhaushalt gestört werden kann.

Anorganische Magnesiumsalze sind toxisch. Zu den ge-
bräuchlichen Salzen gehören Magnesiumchlorid, als Ge-
schmacksverstärker (E 511) zugelassen, und Magnesiumsul-
fat (Bittersalz), das mitunter verschrieben wird, um Durchfall
zu erzeugen – ein klares Indiz für seine Giftigkeit. Schon der

Geschmack sollte von der Einnahme abhalten. Magnesium-salze können in sehr hoher Dosis zu Apathie und einem nar-koseähnlichen Zustand führen, zu einem Verlust der Reflexe, zu Lähmungen, Durchfall, Herzrhythmusstörungen, Blut-druckabfall, unter Umständen auch zu Atemlähmung. Ma-gnesiumsulfat schädigt Magen- und Darmschleimhaut.[101]

Die Gefahr einer Schädigung
des Knorpelgewebes durch freie Radikale

Jedes Gewebe kann durch freie Radikale geschädigt werden, auch Knorpelgewebe. Als freie Radikale gelten reaktionsfreudige Moleküle mit ungepaarten Elektronen. Sie entstehen unvermeidlich durch biochemische Reaktionen im Stoffwechsel, aber auch durch ionisierende Strahlung und aggressive Gifte, die in den Körper gelangen, wie Ozon, Tabakrauch, Pestizide, Arzneimittel, Konservierungsstoffe, künstliche Farbstoffe, Nitrate, Schwermetalle, erhitzte oder ranzige Fette.

Freie Radikale setzen Kettenreaktionen in Gang, bei denen Fette, Proteine und Kohlenhydrate durch Oxidation geschädigt werden und dabei selbst zu Radikalen werden. Die Zellwände und Zellbestandteile werden geschädigt und in ihrer Funktion beeinträchtigt, wenn diese Kettenreaktionen nicht durch Radikalfänger unterbunden werden. Auch die Erbsubstanz im Zellkern kann geschädigt und demzufolge die Erbinformation verfälscht werden.

Um eine Schädigung des Gewebes durch freie Radikale zu vermeiden, muß erstens die Zufuhr von Giften minimiert werden und zweitens die Nahrung genügend Vitamine und Mineralstoffe enthalten, damit die Gewebe mit Radikalfängern gesättigt sind und jede Radikalkettenreaktion schon im Ansatz gestoppt wird. Zu diesen Radikalfängern (Antioxidantien) gehören Vitamin C, E, Beta-Karotin und Hunderte von Karotinoiden, ferner Chlorophyll, Anthocyane und Betacyane. Zum Aufbau körpereigener Radikalfänger sind Mineralstoffe notwendig, wie Selen, Mangan, Kupfer oder Zink, die in den benötigten Spuren in der Nahrung enthalten sein müssen.

Mangelt es den Geweben an Radikalfängern, können durch Oxidationsschäden krankhafte Veränderungen entstehen: Arteriosklerose, Degeneration des Nervengewebes (z.B. bei multipler Sklerose und Alzheimer-Demenz), Begünstigung von Krebsgeschwüren, Schädigung des Elastins bei alternder Haut, wodurch es zu Faltenbildung kommt. Ein Mangel an Radikalfängern im Knorpelgewebe begünstigt die Schädigung der Kollagen- und Elastinfasern, der Proteoglykane und Glykosaminoglykane; auch die Hyaluronsäure wird chemisch verändert, wodurch diese nicht mehr ihre Aufgaben erfüllen kann und das Knorpelgewebe seine natürliche Verschleißfestigkeit verliert. Arthrose und Bandscheibenschäden werden begünstigt.

Die beste Versorgung mit Radikalfängern ergibt sich bei fettarmer pflanzlicher Frischkost-Ernährung, weil Früchte, Gemüse und grüne Blätter die meisten Vitamine und Mineralstoffe enthalten. Bei solch einer Ernährung wird fünfzig- bis siebzigmal soviel Vitamin C aufgenommen als bei der üblichen Mischkost, bei der Obst und Gemüse nur als Beikost gegessen und nicht als Grundnahrungsmittel angesehen werden.

Wer sich von Frischkost ernährt, braucht keine Vitamin-Präparate; und wer sich falsch ernährt, dem helfen sie nicht. Oftmals können sie sogar schaden. Man denke nur an Zusatzstoffe, Konservierungsmittel, Farbstoffe sowie an Rückstände von der Herstellung. Auch vollkommen reine Präparate mit naturidentischen Radikalfängern können schaden. So kann Beta-Karotin – über Präparate im Übermaß zugeführt – die Rezeptoren an den Zellen besetzen und die Aufnahme von Alpha- und Gamma-Karotin sowie Hunderter Karotinoide blockieren, die alle ihre Aufgaben haben und nicht fehlen dürfen. Außerdem können Fehlernährung und falsche Lebensweise nicht durch Präparate ausgeglichen werden.

Das Gesetz des Minimums – von JUSTUS VON LIEBIG erstmals formuliert – gilt auch für die menschliche Ernährung. Alle Ernährungsbedürfnisse sind ausnahmslos zu erfüllen. Ein einziger Fehler kann genügen, Mangel und Krankheit hervorzurufen, auch wenn alle anderen Vitamine reichlich zugeführt werden. Justus von Liebig, der mittels Düngung versuchte, die Pflanzenernährung zu verbessern, bekannte am Ende seines Lebens:

> „Den größten Schaden in Beziehung auf die Anerkennung und Verbreitung meiner Lehre fügte ich mir leider selbst zu. Ich war durch meine eigene Unwissenheit ihr schlimmster Feind geworden. Ich hatte mich an der Weisheit des Schöpfers versündigt und dafür meine gerechte Strafe empfangen. Ich wollte sein Werk verbessern, und in meiner Blindheit glaubte ich, daß in der wundervollen Kette von Gesetzen, welche das Leben an der Oberfläche der Erde fesseln und immer frisch halten, ein Glied vergessen sei, das ich, der schwache ohnmächtige Wurm, ersetzen müsse."

Im Sinne dieser Erkenntnis ist eine naturgemäße Ernährung geboten, ohne Vitaminpillen und Präparate. Diese mögen begründeten Ausnahmefällen vorbehalten bleiben, wenn ein Mangel nicht durch Ernährungskorrektur und Änderung der Lebensweise zu beheben ist.

Weitere wichtige Vitamine

Die große Bedeutung des Vitamin C für die Erhaltung gesunder Knorpel in Gelenken und Bandscheiben wurde bereits erläutert. Aber auch andere Vitamine sind wichtig.

Karotin und Vitamin A

Vitamin A ist notwendig zum Aufbau der Grundsubstanz des Bindegewebes und damit auch zum Aufbau neuen Knorpelgewebes.[102] Das Karotin in pflanzlicher Nahrung wird in Vitamin A umgewandelt.

Bei der Ernährung mit Früchten, Gemüse und Grünblattsalaten werden Karotine und Karotinoide in großer Menge zugeführt, so daß der Körper stets genügend Vitamin A bilden kann und außerdem genug Karotine und Karotinoide als Radikalfänger übrigbehält. Besonders reich an Karotin sind gelbe und orangefarbene Früchte und Gemüse wie Aprikosen, Hagebutten, Mangos, Melonen, Papaya, Gemüsepaprika, Kürbis, Tomaten, Zuckermais. Auch Grünblattsalate enthalten viel Karotin, allerdings wird es vom Chlorophyll, dem grünen Blattfarbstoff, überdeckt.

Die B-Vitamine

Ein Mangel an Vitamin B_1 (Thiamin) und B_6 (Pyridoxin) kann die Magnesiumaufnahme beeinträchtigen und über einen Magnesiummangel Arthrose begünstigen. Auch die

Vitamine B_3 (Nicotinsäure, Niacin) und B_5 (Pantothensäure) können Arthrose und Arthritis fördern. Frischkost enthält genug von den genannten B-Vitaminen, so daß kein Mangel befürchtet werden muß.

Vitamin D

Vitamin-D-Mangel beeinträchtigt ebenfalls die Magnesium-aufnahme. Deshalb sollte durch regelmäßiges Sonnenbaden für einen guten Vitamin-D-Spiegel gesorgt werden, so daß die körpereigenen Speicher für die Wintermonate gut gefüllt sind. Neuere Forschungen zeigen, daß der Vitamin-D-Bedarf zehnmal höher ist, als bisher angenommen. (Zur Bedeutung des Sonnenlichts siehe *„Sonnenlicht – das größte Gesundheitsgeheimnis"* von THOMAS KLEIN.)

Vitamin E

Vitamin E (Tocopherol) ist ein wichtiger Radikalfänger und hilft beim Schutz des Knorpelgewebes vor freien Radikalen. Vitamin E ist auch zum Aufbau gesunden Knorpelgewebes in den Bandscheiben und Gelenken erforderlich.

Der Bedarf an Tocopherolen ist stark abhängig von der Aufnahme an mehrfach ungesättigten Fettsäuren, damit die Fettsäuren gut vor Oxidation geschützt sind. Bei der üblichen Ernährung wird der Bedarf mit 12 mg α-Tocopherol-Äquivalenten angegeben, was einer Vitamin-E-Dichte von etwa 1,1 bis 1,4 mg/MJ entspricht. Bei fettarmer Ernährung dürfte der Vitamin-E-Bedarf entsprechend geringer ausfallen. Bei fettreicher Ernährung ist der Bedarf höher.

Die höchste Vitamin-E-Dichte ist bei Gemüse und Grünblattsalaten zu verzeichnen (Durchschnitt 5 bis 25 mg, Spitzenwert bei Schwarzwurzel mit 90 mg Vitamin E pro MJ). Auf die Angabe einer Tabelle wurde verzichtet, weil die Werte in der Literatur sehr weit voneinander abweichen und zum Teil sogar widersprüchlich ausfallen.

Kartoffeln haben eine Vitamin-E-Dichte von 3 bis 4 mg pro MJ (Quelle: Bundeslebensmittelschlüssel), Früchte eine von 1,5 bis 15,0 mg/MJ, also ebenfalls ein Vielfaches des Bedarfs, vor allem wenn in Rechnung gestellt wird, daß bei einer fettarmen Frischkost-Ernährung der Bedarf geringer ist, als zuvor mit 1,1 bis 1,4 mg/MJ angegeben wurde.

Zum Vergleich: Nüsse und Ölsamen, deren Verzehr wegen des Vitamins E empfohlen wird, haben meist 4 bis 10 mg, Leinsamen 36 mg Vitamin E pro MJ. Leinöl besitzt jedoch nur 1,4 mg/MJ, nach dem Bundeslebensmittelschlüssel sogar überhaupt kein Vitamin E mehr. Das ist besonders nachteilig, weil Pflanzenöl reines Fett ist, aber keinen Oxidationsschutz mehr durch Vitamin E besitzt – Öl besteht also nur noch aus leeren Fettkalorien und gehört deshalb nicht zu einer gesunden Ernährung. Besser ist es, Ölsamen und Nüsse frisch zu mahlen und den Speisen zuzugeben. Aber auch hier sollte Maß gehalten werden, denn mit den mehrfach ungesättigten Fettsäuren erhöht sich der Bedarf an Vitamin E.

Auch die übrigen konzentrierten Fette haben nur eine geringe Vitamin-E-Dichte.

Unzureichend ist die Vitamin-E-Dichte bei Käse (meist 0,2 bis 0,6 mg/MJ) und Quark (0,2 mg). Höher ist die Vitamin-E-Dichte bei Eiern (0,2 bis 1,2 mg), Fleisch (0,6 bis 2,0 mg) und Fisch (1,0 bis 5,0 mg – nach dem Bundeslebensmittelschlüssel bis zu 10 mg). Allerdings ist der Bedarf auch entsprechend erhöht aufgrund des vielen Fettes und des hohen Anteils mehrfach ungesättigter Fettsäuren. Außerdem können beim Grillen, Braten und Kochen bis zur Hälfte des Vitamin E zerstört werden.

Eine gute Versorgung mit Vitamin E versprechen Vollkornbrot (1,4 bis 3,8 mg pro MJ), Vollkornteigwaren (gegart 1,6 mg), Mais (gegart 1,0 bis 1,6 mg), weniger hingegen Hirse (gegart 0,3 bis 1,1 mg), Eierteigwaren (gegart 0,9 mg), Haferflocken (0,7 mg), Weißbrot (0,2 bis 0,7 mg), geschälter Reis (gekocht 0,2 bis 0,8 mg).

Gut sind ferner Hülsenfrüchte, die gegart eine Vitamin-E-Dichte von 1,4 bis 5,8 mg pro MJ aufweisen, frische Zuckererbsen sogar von 10,9 mg (tiefgefroren 10,1 mg/MJ).

Zusammenfassend ist festzustellen, daß eine Ernährung, die zum größten Teil aus Obst und Gemüse besteht, den Vitamin-E-Bedarf um ein Vielfaches deckt. Vitamin-E-Präparate sind unnötig.

Vitamin K

Vitamin K gehört zu den fettlöslichen Flavonoiden. Es ist für den Kalziumtransport notwendig. Ein Mangel an diesem Vitamin kann zu einer Verkalkung des Knorpelgewebes führen, wodurch wiederum Arthrose begünstigt wird, sowie eine Verkalkung der Blutgefäße und der Weichteilgewebe.[103] Vitamin K_1 (Phyllochinon) muß mit der Nahrung aufgenommen werden, Vitamin K_2 (Menachinon) können die Darmbakterien bilden, eine gesunde Darmflora vorausgesetzt. Für den Kalziumhaushalt im Körper scheint vor allem Vitamin K_1 bedeutsam zu sein.

Ältere Menschen leiden häufig unter Kalzium-Stoffwechselproblemen und zwar derart, daß es ihnen an Kalzium in den Knochen fehlt, daß aber andererseits Kalzium in den Blutgefäßen und Weichteilgeweben abgelagert wird, wo es nicht hingehört. Diese Störung führt einerseits zu Osteoporose, andererseits zur Verkalkung der Blutgefäße und anderer Gewebe. Eine Unterversorgung mit Vitamin K scheint eine der Hauptursachen für Osteoporose und Arteriosklerose gleichermaßen zu sein. Vitamin K befähigt nämlich bestimmte Proteine, Kalzium aufzunehmen, es zu transportieren, ohne es in den Blutgefäßen zu verlieren, und das Kalzium schließlich bei den knochenaufbauenden Osteoblasten abzuliefern. Von diesen Transportproteinen, zu denen Osteokalzin gehört, sind über hundert bekannt. Vitamin K scheint diese Proteine auch in die Lage zu versetzen, anorganische Kalzium-Ionen im Blut aufzunehmen.[104] Vitamin K, oft übersehen, könnte somit maßgebend zur Verhütung von Osteoporose, Arteriosklerose und der Verkalkung der Knorpel gleichermaßen beitragen. Vitamin K erfüllt noch weitere Aufgaben. So wird es zur Synthese bestimmter blutgerinnender Proteine benötigt.

Gemüse, Salatblätter und Kräuter sind die Nahrungsmittel mit der höchsten Vitamin-K-Dichte. Milchprodukte sind arm an Vitamin K, verglichen mit Gemüse und Grünblattsalaten. Sehr wenig Vitamin K enthalten auch Weißmehlprodukte, Süßigkeiten und Fleisch.

Die Deutsche Gesellschaft für Ernährung empfiehlt eine Vitamin-K-Mindestdosis von 70 μg täglich. Bei Frischkost-Ernährung wird dieser Mindestbedarf um ein Vielfaches gedeckt.

Die Aufnahme von Vitamin K kann bei Darmerkrankungen wie Morbus Crohn oder Zöliakie beeinträchtigt sein. Der Vitamin-K-Haushalt kann auch durch Arzneigifte gestört werden. Cumarine, wie in dem Medikament Marcumar enthalten, hemmen die Blutgerinnung, indem ein Mangel an Vitamin K hervorgerufen wird. Gleiches gilt für Antithrombotika. Bei Antibiotika ist die Störung des Vitamin-K-Haushalts eine „Nebenwirkung".

Vitamin-K-Präparate führen mitunter zu allergischen Hautreaktionen[105], bei synthetisch hergestellten Präparaten zu Erbrechen und zur Zerstörung roter Blutkörperchen.[106] Daher sind diese Präparate nicht zu empfehlen und zudem auch unnötig, wenn genügend Gemüse, dunkelgrüne Salatblätter und Kräuter gegessen werden. Ein bis zwei Gemüse- oder Salat-Mahlzeiten täglich wären ideal. Je dunkler die Blätter, um so höher ist gewöhnlich auch der Gehalt an Vitamin K. Da das Speichervermögen des Körpers für Vitamin K begrenzt ist und sich die Speicher ohne Zufuhr nach wenigen Wochen leeren, ist darauf zu achten, öfters grüne Blätter und Gemüse zu essen oder frisch gepreßten Möhrensaft zu trinken.[107]

Bei der Lagerung von Nahrungsmitteln geht Vitamin K verloren, besonders Licht und Kälte zerstören dieses Vitamin. Deshalb ist Tiefkühlkost bei längerer Lagerung arm an Vitamin K.

Schwefel

Knorpelgewebe besteht zu einem großen Teil aus Chondroitinsulfat und Keratansulfat. Deshalb wird zum Knorpelaufbau auch Schwefel benötigt. Allerdings ist die Schwefelaufnahme in der Regel ausreichend, selbst bei Arthrosepatienten. – An Schwefel mangelt es gewöhnlich nicht. Vielmehr werden schwefelhaltige Aminosäuren zu reichlich aufgenommen über Fleisch, Fisch, Käse, Quark, Eier und Getreideerzeugnisse. Ein Übermaß an säurebildenden Nahrungsmitteln begünstigt die Übersäuerung der Gelenkflüssigkeit und damit die schleichende Zerstörung des Knorpelgewebes.

Schwefel muß vorzugsweise über basenbildende Nahrungsmittel zugeführt werden. Eine hohe Schwefeldichte findet sich in Gemüse, Grünblattsalaten, Lauchgewächsen, aber auch in Gemüsefrüchten. Selbst Früchte, die relativ wenig Schwefel enthalten, versprechen eine ausreichende Schwefelversorgung und sollten wegen ihres Reichtums an Mineralstoffen und Vitaminen, wegen ihres basenbildenden Charakters einen großen Teil des Kalorienbedarfs decken und als Grundnahrungsmittel betrachtet werden. – Kohlgemüse, Feldsalat, Endivien und Lauchgewächse übertreffen hinsichtlich der Schwefeldichte sogar Meeresfisch und Fleisch, die zwar reich an schwefelhaltigen Aminosäuren, aber auch sehr säurebildend sind, und somit die Übersäuerung des Körpers und der Gelenke begünstigen.

Mitunter empfehlen einige Heiler und Ärzte, bei Arthrose Glukosaminsulfat- und Chondroitinsulfat-Präparate einzunehmen.[109] Gewonnen werden diese aus den Knorpeln von Rindern und Schweinen, von Hühnern und Fischen. Auch gemahlene Haifischknorpel werden angepriesen. Doch sie alle helfen nicht, den Aufbau von Knorpelgewebe anzuregen. Das Arzneimittel-Telegramm schreibt: „Es ist ... nicht einmal geklärt, ob eingenommenes Glukosamin den Gelenkknorpel überhaupt erreicht. Selbst im Serum erscheint nach Einnahme nur ein Bruchteil der in vitro verwendeten Konzentrationen." Weiter heißt es zusammenfassend: „Ein Nutzen des Aminozuckers Glukosamin (DONA 200-S) bei Arthrose ist nicht belegt. In bisherigen vollständig veröffentlichten qualitativ höherwertigen randomisierten Studien beeinflußt Glukosamin Schmerzen oder Funktion nach WOMAC-Index nicht besser als ein Scheinmedikament. In einer aktuellen mit öffentlichen Geldern finanzierten Studie bleibt ein Nutzen von Glukosamin, Chondroitinsulfat oder einer Kombination aus beiden bei Patienten mit Arthrose des Kniegelenks ebenfalls aus. Für die angebliche Sonderstellung des Glukosaminpräparats der Firma Rotta (DONA 200-S) fehlt eine valide Datenbasis." [110] Weitere Untersuchungen bestätigten, daß keine Linderung der Beschwerden erreicht werden konnte.[111]

Das Bundesgesundheitsamt hat ebenfalls eine Auswertung der Fachliteratur vorgenommen und ist zu dem gleichen Ergebnis gekommen: „Angesichts fehlender Nachweise zur therapeutischen Wirksamkeit in den beanspruchten Anwendungsgebieten sowie aufgrund fehlender Untersuchungen zur Unbedenklichkeit muß die Anwendung von Chondroitinsulfat abgelehnt werden." Dementsprechend wurden keine Arzneimittel mit Chondroitinsulfat in Deutschland zugelassen.[112]

Schwefel	Dichte mg/MJ	Schwefel	Dichte mg/MJ
Gemüse		*Gemüsefrüchte*	
Bleichsellerie	215	Aubergine	400
Blumenkohl	580	Gemüsepaprika	250
Brennessel	800	Gurke	220
Broccoli	1180	Tomate	150
Champignon	530	Zucchini	310
Chicorée	130 – 180		
Chinakohl	1050	*Früchte*	
Endivie	560	Früchte, meist	30 – 100
Eisbergsalat	290	Avocado	22
Feldsalat	950	Brombeeren	100
Fenchelknolle	485	Himbeeren	120
Grünkohl	710	Johannisbeeren	140
Kohlrabi	490	Papaya	185
Kopfsalat	320	Zuckermelone	110
Kresse	1260		
Pflücksalat	680	*Wurzelgemüse*	
Porree	600	Kartoffeln	115
Radieschen	600	Knollensellerie	185
Rotkohl	700	Kohlrübe	400
Schnittlauch	700	Kürbis	90 – 170
Spargel	635	Mohrrübe	65
Spinat	270	Pastinake	185
Zuckermais	85	Schwarzwurzel	315
Zwiebel	390	Topinambur	170

Schwefel	Dichte mg/MJ	Schwefel	Dichte mg/MJ
Kuhmilch	110	Backwaren	30 – 60
Käse	100 – 240	Eierteigwaren	120
Quark	350	Haferflocken	135
Fleisch	150 – 400	Hirse, gegart	80
Meeresfisch	150 – 700	Mais	60
Wurst	120	Müsliriegel	60
Eier	280	Reis	60 – 80
Eiscreme	15 – 60	Vollkornbrot	90 – 110
Fabrikzucker	0	Weißbrot	60 – 70
Honig	1	Hülsenfrüchte	30 - 150
Süßigkeiten	0 – 20	Nüsse	30 – 90
Milchschokolade	30	Ölsamen	50 – 100
Bitterschokolade	65	Pflanzenöl	0

Die Schwefeldichte ausgewählter Nahrungsmittel (Bundeslebensmittelschlüssel [108]).

Für einen korrekten Vergleich ist die Dichte und nicht der Gehalt an Schwefel maßgebend. Der unterschiedliche Wasser- und Kaloriengehalt der einzelnen Nahrungsmittel würde sonst den Vergleich verfälschen.

Obst und Gemüse enthalten ausreichend Schwefel, wie die Tabelle auf der gegenüberliegenden Seite zeigt. Ein Mangel ist nicht zu befürchten. Bemerkenswert ist die äußerst hohe Schwefeldichte in Kohlgemüse, Lauchgewächsen und Grünblattsalaten.

Wichtige Spurenelemente

*S*elen ist ein Spurenelement, welches in kleinsten Mengen zum Aufbau von Knorpelgewebe benötigt wird. Mangelt es an Selen, wird die Wirksamkeit des Vitamin C herabgesetzt, das für die Kollagensynthese und zum Knorpelaufbau notwendig ist.[113] Selen wird zum Aufbau des Glutathionperoxidase-Komplexes gebraucht und wirkt damit zugleich als Radikalfänger.

Patienten mit rheumatoider Arthritis zeigen fast immer einen niedrigen Selenspiegel. Selenpräparate in Kombination mit reichlicher Vitaminzufuhr können die Erkrankung unter Umständen bessern und die Gelenkbeschwerden mindern.[114] Allerdings können die Präparate keine Ernährungskorrektur ersetzen, und wenn die Beschwerden mit der Korrektur der Lebensweise und Ernährung verschwinden, so sind die Präparate überflüssig. Auf jeden Fall sollten Selenpräparate nur unter Aufsicht eines kundigen Therapeuten eingenommen werden, um eine Überdosierung und Selenvergiftung zu vermeiden.

Zink wird zum Aufbau von Hunderten von Enzymen benötigt, die als Katalysator wichtige Stoffwechselprozesse in Gang setzen. Zink ist zum Gewebeaufbau und zum Aufbau des Knorpelgewebes erforderlich. Zink wirkt außerdem als Bestandteil des Enzyms Kupfer-Zink-Superoxiddismutase als Radikalfänger (Antioxidans).[115]

Drei Viertel aller Deutschen sollen gelegentlich oder dauernd infolge ihrer Fehlernährung unter einem unterschwelligen oder gar deutlichen Zinkmangel leiden.[116]

Kupfer wird in geringen Mengen bei der Herstellung vieler Enzyme gebraucht (z.B. für das Bindegewebsenzym Superoxiddismutase). Es ist notwendig zum Aufbau von Bindegewebe und damit auch zum Aufbau gesunden Knorpelgewebes in Bandscheiben und Gelenken.[117]

Mangan ist Bestandteil zahlreicher Enzyme, welche die Kollagensynthese steuern. Auch die knorpelaufbauenden Zellen benötigen manganhaltige Enzyme, um Kollagen, Proteoglykane und Glykosaminoglykane in den Knorpeln zu bilden. Daher ist Mangan zum Aufbau des Knorpelgewebes in Bandscheiben und Gelenken unentbehrlich. Manganmangel kann Gelenkarthrose begünstigen.[118] Durch regelmäßigen Alkoholkonsum und Kalziumpräparate kann sich die Manganaufnahme verschlechtern.[119]

Silizium ist zur Kollagensynthese erforderlich. Mangelt es an Silizium, kann der Aufbau des Bindegewebes und damit ebenso der Aufbau des Knorpelgewebes beeinträchtigt werden.[120]

Auch *Bor* scheint für gesunde Gelenke notwendig zu sein. Ein Mangel an Bor kann Arthrose begünstigen.[121] Bor, von dem sich nur zehn Mikrogramm im Körper befinden, ist für die gute Verwertung von Kalzium, Magnesium und Phosphat notwendig. Bor verhindert die Entkalkung der Knochen. Ein Mangel an Bor führt zu erhöhten Kalzium- und Magnesiumverlusten über den Urin.[122] Fleisch und Getreideerzeugnissen mangelt es oftmals an Bor, während Obst und Gemüse eine gute Versorgung versprechen, wenn die Nahrungspflanzen auf gesunden mineralreichen Böden angebaut worden sind.

Generell wird eine ausreichende Versorgung mit Mineralstoffen und Spurenelementen sichergestellt, wenn ein großer Teil des Kalorienbedarfs über reife Früchte gedeckt wird. Die Nahrungsmittel mit der höchsten Mineralstoffdichte sind jedoch Gemüse, Grünblattsalate und Kräuter, die täglich neben Früchten in ausreichender Menge gegessen werden sollten. Frischgepreßte Möhren- und Gemüsesäfte sind eine äußerst gute Quelle für Mineralstoffe und Spurenelemente im organischen Verbund. Hinsichtlich der Bodengüte gilt das gleiche, was in dem Abschnitt über Magnesium geschrieben worden ist.

Generell fehlt es an Spurenelementen dem Fabrikzucker, konzentrierten Fetten (Pflanzenöl, Margarine, Butter, Schmalz, Brat- und Fritierfett) und raffinierter Stärke. Weißmehl- und auch Vollkornprodukten mangelt es an Spurenelementen. Bei Vollkornbrot werden die ohnehin knapp vorhandenen Spurenelemente zu einem großen Teil durch Phytinsäure und Oxalsäure gebunden, so daß die wenigen Spurenelemente auch noch schlecht verfügbar sind. Kaum Spurenelemente sind enthalten in Süßigkeiten, Backwaren, in vielen Fertignahrungsmitteln, in Fleisch und Wurst.[123]

Die Aufnahme von Spurenelementen verschlechtert sich durch Alkohol, Kaffee, Tee und zahlreiche Arzneimittel. Kochsalz (Natriumchlorid) erhöht die Verluste an Spurenelementen über Urin und Schweiß.

Problematisch sind Mineralstoffpräparate, weil dadurch leicht ein Ungleichgewicht entstehen, ein zu reichlich zugeführter Mineralstoff die Aufnahme anderer blockieren kann. Daraus kann sich ein Mineralstoffmangel entwickeln, der schlimmer ist, als jener, der behoben oder vermieden werden sollte. Bei einigen Spurenelementen kann sich schon eine geringfügige Überdosierung verhängnisvoll auswirken. So kann mittels Kupferpräparaten leicht eine Kupfervergiftung verursacht werden. Auch bei Selen ist der Abstand gering zwischen Unter- und Überversorgung, zwischen Mangel und Vergiftung – schon bei geringen Überdosen droht eine Selenvergiftung. Deshalb ist bei Präparaten generell Vorsicht geboten; sie sollten nur in begründeten Ausnahmefällen von sachkundigen Ärzten verschrieben werden.

Vorsicht Schwermetalle!

Schwermetalle können Gelenkentzündungen begünstigen und Autoimmunprozesse hervorrufen, wie es etwa bei der rheumatoiden Arthritis der Fall ist.[124] Schwermetalle können, wie andere Umweltgifte auch, als freie Radikale den Gelenkknorpel schädigen. Anstatt die Zufuhr von Radikalfängern zu steigern, womöglich Vitamin C und E als Präparat einzunehmen, ist es stets sinnvoller, die Zufuhr von freien Radikalen zu verringern. Das bedeutet auch eine Verringerung der Schwermetallaufnahme. Die Einnahme von Vitamin-Präparaten bleibt gewöhnlich unbefriedigend, erst die Beendigung der unbeabsichtigten Schwermetallaufnahme und die allmähliche Entgiftung des Körpers verspricht Erfolg.

Auf welchem Wege werden Schwermetalle gewöhnlich aufgenommen? Die Hauptquelle sind Dentallegierungen, wobei vor allem von Amalgam-Füllungen eine große Gefahr ausgeht. Nicht minder gefährlich sind mehrere verschiedene Dentallegierungen im Mund, wo infolge der elektrochemischen Korrosion ständig Metall-Ionen freigesetzt und mit dem Speichel verschluckt werden. Auch Zahnimplantate aus Titan bergen eine beträchtliche Gefahr. Selbst wenn im Gebiß ausschließlich Hochgold-Legierungen verwendet worden sind, kann es zu einer schleichenden und mit der Zeit zu einer Schwermetallbelastung kommen. Deshalb ist metallfreier Zahnersatz zu bevorzugen. (Siehe *„Energieverlust und Krankheit durch Zahnherde"* von THOMAS KLEIN.)

Fisch und Meerestiere enthalten je nach Belastung des Gewässers zum Teil zwar geringe, aber auf lange Sicht doch erhebliche Schwermetallmengen, weshalb bei Fischverzehr Zurückhaltung geboten ist.

Auch das Leitungswasser kann Schwermetalle enthalten, die sich im Laufe der Jahrzehnte im Körper anreichern können. Aus diesem Grunde empfiehlt es sich, das Trinkwasser aus der Leitung mittels Umkehr-Osmose oder Dampf-Destillation zu reinigen – zwei Verfahren, mit denen preiswert und wirksam Metalle und Pestizide aus dem Wasser entfernt werden können. Ein gutes Umkehr-Osmose-Gerät erreicht beispielsweise bei Blei und Quecksilber eine Reinigungsquote von 96 bis 98 Prozent. Mineralwasser in Flaschen muß nicht unbedingt besser sein; mitunter enthält es sogar mehr Schwermetalle als Leitungswasser.

Autoabgase enthalten ebenfalls aufgrund der Katalysatoren Schwermetalle. Die Zeit des verbleiten Benzins ist zwar glücklicherweise vorüber, aber dennoch sollte die abgasreiche Luft an vielbefahrenen Straßen gemieden werden. Auch Obst und Gemüse, angebaut in der Nähe vielbefahrener Straßen, ist entsprechend belastet.

Die gefährliche Arachidonsäure

Chronische Gelenkbeschwerden können durch zuviel Arachidonsäure begünstigt werden, eine vierfach ungesättigte Fettsäure (Omega-6-Fettsäure), welche besonders in Fleisch, Innereien, Wurst und tierischem Fett enthalten ist – wieviel, hängt maßgeblich von der Fütterung der Schlachttiere ab. Auch Fisch und Eier können erhebliche Mengen enthalten. In Milch und Käse ist der Gehalt geringer.[125]

Pflanzen hingegen bilden keine Arachidonsäure. – Ein Grund mehr für eine vorzugsweise pflanzliche Ernährung.

Ein erhöhter Arachidonsäurespiegel begünstigt die vermehrte Bildung bestimmter Eicosanoide, einer Gruppe von hormonähnlichen Substanzen, die als Immunmodulatoren und Neurotransmitter wirken. Ihnen wird die Eigenschaft zugeschrieben, Entzündungen zu fördern.

Arteriosklerose wird durch zuviel Arachidonsäure im Blut begünstigt und die Arteriosklerose kann wiederum zu Durchblutungsstörungen führen, bis hin zu Herzinfarkt und Schlaganfall. Ebenso können rheumatische Erkrankungen und multiple Sklerose durch zuviel Arachidonsäure gefördert werden.[126]

Doch auch der menschliche Körper selbst bildet Arachidonsäure. Die dabei anfallenden Mengen hängen von der Linolsäure-Zufuhr ab (eine Omega-6-Fettsäure), sowie vom Fettsäureprofil, also vom Verhältnis der Omega-6- zu den Omega-3-Fettsäuren (Verhältnis von Linolsäure zu Linolensäure). Aus diesem Grunde sollte sich die Fettzufuhr in Grenzen halten und höchstens 10 bis 15 Prozent der aufgenommenen Kalorien betragen.[127] Das Verhältnis von Linol-

	Linolsäure g/100g	Verhältnis Linolsäure zu Linolensäure
Distelöl	74	155:1
Kürbiskernöl	51	90:1
Leinöl	13	1:4
Maiskeimöl	55	57:1
Olivenöl	8,5	11:1
Palmöl	9,5	33:1
Rapsöl	22	7:3
Sesamöl	41	62:1
Sonnenblumenöl	61	128:1
Sojaöl	50	7:1
Weizenkeimöl	54	7:1
Lebertran/ Fischöl	1,5	3:2

Der Linolsäure-Gehalt und das Verhältnis von Linolsäure zu Linolensäure ausgewählter Pflanzenöle (Quelle: Bundeslebensmittelschlüssel [129]).

Im Durchschnitt ist ein Verhältnis von höchstens 5:1 anzustreben. Ist das Verhältnis bei fettreicher Ernährung höher, besteht die Gefahr eines erhöhten Arachidonsäure-Spiegels, der langfristig Arteriosklerose, Rheuma und Arthritis begünstigen kann. Also lediglich Leinöl (neben Rapsöl) erfüllt diese Forderung. Doch auch Leinöl enthält nur „leere" Fettkalorien; diesem Öl mangelt es an all den Stoffen, die zum Aufbau gesunder Gelenkknorpel benötigt werden. Da ist es besser, Leinsamen frisch zu mahlen.

säure zu Linolensäure sollte sich im Durchschnitt auf höchstens 5:1 belaufen.

Die meisten Pflanzenöle enthalten viel Linolsäure und ihr Verzehr kann leicht zu einem erhöhten Arachidonsäure-Spiegel führen. Das gilt auch für Margarine, die aus linolsäurereichem Sonnenblumenöl hergestellt wird, sowie für all die Fabriknahrungsmittel, denen derartige pflanzliche Fette und Öle zugesetzt werden. Man denke nur an das Fett in Süßigkeiten, an die Margarine in Kuchen, Torten und anderen Backwaren. Deshalb genügt es nicht, die Zufuhr von Arachidonsäure über Fleisch, Fisch und Eier zu verringern, sondern die Ernährung sollte generell fettarm sein. Das heißt: Maßvoller Verzehr von Nüssen, Ölsamen und fetthaltigen Früchten wie Avocados. Auch die gemeinhin so geschätzten kaltgepreßten Öle sollten allenfalls gelegentlich sehr sparsam, besser aber überhaupt nicht verwendet werden. Bei Arthritis und Rheuma sollte auf sämtliche Öle und konzentrierte Fette verzichtet werden. Auch Fabriknahrungsmittel, denen Fette und Öle zugefügt worden sind, sollten gemieden werden.

Bemerkenswert ist bei Leinöl der viermal höhere Gehalt an Linolensäure gegenüber Linolsäure (siehe die Übersicht auf der vorhergehenden Seite). Doch auch Leinöl besteht aus reinem Fett und sollte deshalb nur sparsam verwendet werden, zumal es schnell ranzig wird. Ranzige, das heißt verdorbene Fette, sind grundsätzlich abzulehnen. Anstelle des Leinöls kann hin und wieder etwas Leinsamen frisch gemahlen werden. Im Leinsamen sind die mehrfach ungesättigten Fettsäuren recht gut vor Oxidation geschützt, weshalb die Samen erst vor dem Verzehr gemahlen werden sollten.

Der natürliche Bedarf an Arachidonsäure beträgt etwa 0,1

	Linolsäure-Gehalt [g/100g]	Linolsäure-Dichte [% der Kalorien]	Verhältnis Linolsäure zu Linolensäure
Avocado	2,1	9 %	16:1
Cashewnuß	3,2	5 %	20:1
Erdnuß	13,4	21 %	36:1
Haselnuß	6,3	9 %	54:1
Hickorynuß	17,1	22 %	21:1
Macadamianuß	1,3	2 %	4:3
Mandel	10,0	15 %	32:1
Mohnsamen	30,4	57 %	84:1
Pecannuß	17,1	22 %	21:1
Pistazie	7,4	11 %	30:1
Sesam	21,8	34 %	62:1
Walnuß	35,8	48 %	6:1

Der Linolsäure-Gehalt, die Linolsäure-Dichte und das Verhältnis von Linolsäure zu Linolensäure bei Nüssen, Ölsamen und Avocados (Quelle: Bundeslebensmittelschlüssel).

Früchte, Gemüse und Grünblattsalate sind fettarm, weshalb beim Verzehr dieser Nahrungsmittel nur äußerst geringe Mengen an Arachidonsäure entstehen und ein erhöhter Arachidonsäure-Spiegel vermieden wird. Ideal ist das Verhältnis von Linolsäure zu Linolensäure: Bei Früchten ist es durchschnittlich in etwa ausgeglichen (1:1), bei Grünblattsalaten überwiegt sogar die Linolensäure (meist 1:3 bis 1:5). Mittels fettarmer Frischkost-Ernährung (Obst und Gemüse) kann der Arachidonsäurespiegel am wirksamsten reduziert und Arthritis vermieden werden.

Milligramm täglich. Der Bedarf kann also auch bei äußerst fettarmer Ernährung gedeckt werden. Wer Fleisch und Wurst ißt, nimmt jedoch durchschnittlich 200 bis 400 Milligramm täglich auf, also die zweitausend- bis viertausendfache Menge.[128] Hinzu kommt die Linolsäure, die über pflanzliche Öle und Fette zugeführt und vom Körper in Arachidonsäure umgewandelt wird.

Uns Menschen fehlt der Geschmackssinn für Fett und Eiweiß, wie er bei Raubtieren gegeben ist. Reines Fett schmeckt nicht. Wir sind von unseren Geschmacksrezeptoren auf süß programmiert und sollten unseren Kalorienbedarf vorzugsweise über zuckerhaltige Früchte und nicht über Öl und Fett decken. Früchte enthalten übrigens im Durchschnitt etwa fünf Prozent ihrer Kalorien als Fett – genug, um den Bedarf an lebensnotwendigen Fettsäuren zu decken. Außerdem gibt es fettreiche Früchte wie Avocados, deren Kalorien zu über 95 Prozent aus Fett bestehen.

Die Fette in Obst und Gemüse sind von bester Qualität und angesichts des hohen Gehalts an Vitaminen und Mineralstoffen gut vor Oxidation geschützt. Früchte und Gemüse verfaulen und verwelken eher, als daß die enthaltenen Fette ranzig werden.

Der Fettgehalt, bezogen auf die Kalorien, sollte, wie bereits dargelegt, bei höchstens 10 bis 15 Prozent liegen.[131] Darüber hinaus sollte dieses Fett naturbelassen sein und im natürlichen Verbund stehen, weshalb isolierte und konzentrierte Fette wie kaltgepreßtes Pflanzenöl gemieden werden sollten.

Ausreichende Wasserzufuhr

Wassermangel ist für alle Organe und Gewebe gefährlich. Schon zwei bis drei Prozent Wasserverlust mindern die körperliche Leistungsfähigkeit merklich. Bei fünf Prozent sind Schwäche und Unwohlsein die Folge, das Koordinations- und Reaktionsvermögen ist beeinträchtigt. Bei zehn Prozent Wasserverlust kann es zu Schwindelgefühlen und Gleichgewichtsstörungen kommen, zu Kopfschmerzen und Atemnot. Das Blutvolumen ist verringert und der Blutfluß beeinträchtigt, was zu geistiger Verwirrung führen kann. Verliert der Körper noch mehr Wasser, verkrampfen sich die Muskeln und es kommt zu Delirien. Bei zwanzig Prozent Wasserverlust tritt der Tod ein.

Bereits wenige Prozent Wasserverlust mindern die Funktionstüchtigkeit der Gelenkknorpel, des Faserrings und des Gallertkerns in den Bandscheiben. Bei andauerndem Wassermangel werden Gelenk- und Bandscheibenschäden begünstigt. Deshalb ist auf eine ausreichende Wasserzufuhr zu achten.

Wieviel Wasser muß getrunken werden? Wassermangel wird durch das Durstgefühl angezeigt – je stärker der Durst, desto größer der Wasserbedarf. Auf das Durstgefühl ist normalerweise Verlaß, so daß der eigene Körper jederzeit die Frage beantwortet, wieviel getrunken werden muß. Doch manche Menschen, besonders ältere, neigen dazu, ein leichtes Durstgefühl zu übergehen und ihrem Körper das benötigte Wasser vorzuenthalten. Besonders beim Verzehr gesalzener Speisen wird der Wasserbedarf unterschätzt. Deshalb ist es im Zweifelsfall besser, etwas mehr als zu wenig zu trinken, denn überschüssiges Wasser wird ohne Probleme über die Nieren ausgeschieden, während Wassermangel nicht ausgeglichen werden kann. Keinesfalls sollte man aber dem populären Irrtum folgen, unbedingt viel trinken zu müssen. Auch die Empfehlung, täglich zwei bis drei Liter Wasser zu trinken, ist irreführend: Das kann zu viel oder zu wenig sein.

Anstatt sich ständig viel Wasser einzuflößen, ist die Ökonomie des körpereigenen Wasserhaushalts zu verbessern. Das wird erreicht, indem entwässernd wirkende Gifte gemieden werden. Zu nennen sind vor allem Koffein im Kaffee und schwarzen Tee, Alkohol, Natriumchlorid (Kochsalz) sowie zahlreiche Arzneimittel. Denn zur Ausschwemmung von Giftstoffen und überschüssigen Salzen benötigt der Körper viel Wasser, das aber oftmals nur unzureichend zugeführt wird. Selbst bei leicht gesalzenen Speisen ist der zusätzliche Wasserbedarf enorm. Deshalb ist es gut, auf gesalzene Nahrungsmittel weitgehend zu verzichten, zumal Natriumchlorid aufgrund seines niedrigen pKs-Wertes säurebildend wirkt und mit der Ausscheidung überschüssigen Natriumchlorids auch vermehrt das ohnehin knappe Magnesium über die Nieren verloren geht, das für den Knorpelaufbau so dringend gebraucht wird. Wer dennoch auf Salzkost nicht verzichten möchte, sollte den Salzkonsum wenigstens einschränken und außerdem reichlich Wasser trinken, selbst wenn er kaum Durst verspürt.

Was sollen wir trinken, um unseren Durst zu stillen? Am besten ist reines und mineralarmes Wasser. Je geringer der Gehalt gelöster Mineralstoffe, desto mehr Stoffe vermag das Wasser zu lösen und desto besser kann es seine Aufgaben im Körper erfüllen. Mineralwasser ist aufgrund seines verringerten Lösungsvermögens bestenfalls zweite Wahl. Mineralwasser enthält außerdem Stoffe, die den Körper belasten und die wieder ausgeschieden werden müssen. Um gut verwertet werden zu können, müssen Mineralstoffe im organischen Verbund mit der Nahrung aufgenommen werden und nicht in ihrer anorganischen Form mit dem Trinkwasser.

Am besten ist reines Quellwasser oder mineralarmes Wasser, abgefüllt in Glasflaschen. Leitungswasser kann mittels Dampfdestillation oder Umkehr-Osmose wirksam gereinigt werden, wobei kaum Rückstände im Wasser verbleiben. Die Reinigung mittels Umkehr-Osmose ist bei intakten Membranen effizienter als die Dampfdestillation, bei der auch leichtflüchtige Stoffe ins destillierte Wasser übergehen. Außerdem funktioniert die Umkehr-Osmose allein über den Wasserdruck, wodurch die hohen Energiekosten für das Verdampfen des Wassers entfallen. Da Dampfdestilliergeräte in der Anschaffung preiswerter sind als Umkehr-Osmose-Geräte, im Betrieb jedoch teurer, empfiehlt sich die Dampfdestillation für kleinere Haushalte mit geringem Trinkwasserverbrauch. Ansonsten sind Umkehr-Osmose-Geräte vorzuziehen.

Hinsichtlich der Wasserzufuhr ist auch der Wassergehalt der Nahrung zu berücksichtigen. Früchte, Gemüse und Grünblattsalate enthalten etwa neunzig Prozent Wasser. Außerdem ist Frischkost ungesalzen, wodurch sich der Wasserbedarf verringert. Wer sich hauptsächlich von saftigen Früchten ernährt, braucht gewöhnlich kaum noch etwas zu trinken. Stärkere Wasserverluste, etwa durch Schweiß oder über den Atem bei trockner und kalter Luft, müssen natürlich durch Zufuhr einer entsprechenden Wassermenge ausgeglichen werden.

Saftige Früchte sowie frischgepreßte Möhren- und Gemüsesäfte sind also bestens zum Durstlöschen geeignet, ebenso die Flüssigkeit der Trinkkokosnuß. Früchte und Gemüse versorgen den Körper nicht nur mit Wasser, sondern auch mit Vitaminen und Mineralstoffen, mit Kohlenhydraten, hochwertigem Eiweiß und Fett.

Sprudelwasser, versetzt mit Kohlensäure, ist nicht zu empfehlen, denn Kohlensäure muß als Stoffwechselprodukt ausgeschieden und darf nicht extra noch zugeführt werden. Das Prickeln des kohlensäurehaltigen Wassers mag reizvoll erscheinen, doch der Körper wehrt sich instinktiv gegen das angesäuerte Trinkwasser. Das zeigt sich darin, daß von Sprudelwasser deutlich weniger getrunken wird als von stillem Wasser, wodurch Wassermangel begünstigt wird.

Ungeeignet zum Durstlöschen sind ferner alkoholische und koffeinhaltige Getränke wie Kaffee und schwarzer Tee aufgrund ihrer dehydrierenden Wirkung. Früchtetee hingegen, bereitet mit reinem Wasser, ist empfehlenswert, sofern die Teemischung nicht durch Pestizidrückstände belastet ist.

Fasten bei Arthritis, Gicht und Rheuma

Bei Arthritis, Gicht und Rheuma kann Fasten die Heilung fördern. Denn beim Fasten wird dem Körper Verdauungsarbeit erspart und er kann seine ganze Lebenskraft in die Beseitigung und Ausscheidung von Stoffwechselgiften investieren. Dabei werden auch die Gelenke von sauren Stoffwechselgiften befreit, wodurch Gelenkentzündungen recht bald abklingen und erstaunliche Heilungen bewirkt werden können. Fasten hat außerdem den Vorzug, daß keinerlei Stoffe zugeführt werden, welche die Entzündung der Gelenke begünstigen – etwa Purine oder Arachidonsäure in tierischen Nahrungsmitteln oder Linolsäure in fettreichen pflanzlichen Nahrungsmitteln, die vom Körper in die entzündungsfördernde Arachidonsäure umgewandelt wird.

Vorteilhaft sind kürzere Fastenkuren, denen Phasen mit einer Aufbaudiät folgen, bei der reife Früchte, Gemüse und Grünblattsalate gegessen sowie frisch gepreßte Möhren- und Gemüsesäfte getrunken werden. Diese Lebensmittel enthalten reichlich all die Vitamine und Mineralstoffe, die zum Knorpelaufbau benötigt werden.

Bei Arthrose und Bandscheibenschäden ist Fasten hingegen weniger angeraten, weil dem Körper die Vitamine und Mineralstoffe vorenthalten werden, die zum Knorpelaufbau gebraucht werden. Besser ist in diesem Fall, mittels stark basenüberschüssiger Frischkost-Ernährung dem Körper all die Nährstoffe reichlich zuzuführen, die zur Regeneration des Knorpelgewebes erforderlich sind.

Zum Abschluß dieses Buches ist festzustellen: Die Ursachen für Bandscheibenschäden und Gelenkerkrankungen sind bekannt. Wer aber die Ursachen einer Krankheit kennt, kann auch die Krankheit verhüten – und heilen; das Heilen zumindest insoweit, wie es nicht schon zu irreparablen Schäden gekommen ist. Bandscheibenschäden und Rückenschmerzen sind ebensowenig ein unentrinnbares Schicksal wie Arthrose, Rheuma oder Gicht. Es liegt auch nicht am Alter oder am Verschleiß der Knorpel, wie so oft zu vernehmen ist, sondern an falscher Ernährung und Lebensweise.

> Niemand wird Krankheiten heilen können,
> der nicht die wirklichen Ursachen kennt.
>
> AURELIUS CORNELIUS CELSIUS

Die Kenntnis allein genügt jedoch nicht:

> Es ist nicht genug, zu wissen,
> man muß es auch anwenden;
> es ist nicht genug, zu wollen,
> man muß es auch tun.
>
> JOHANN WOLFGANG VON GOETHE

Anmerkungen

1 BLECH: *Heillose Medizin*. S. 61.
2 BLECH: *Heillose Medizin*. S. 150 ff. – BÄKER, BERNHARD/ REISKY, PETER: *Die verrückte Bandscheibe*. S. 29. Die Autoren geben zehn Millionen verlorene Arbeitstage durch Bandscheibenleiden an.
3 BLECH: *Heillose Medizin*. S. 160.
4 BLECH: *Heillose Medizin*. S. 158 f.
5 Siehe dazu die Bücher des Laufdoktors ERNST VAN AAKEN. www.dr-van-aaken.com (2007).
6 BLECH: *Heillose Medizin*. S. 61.
7 www.duxana.de (2006).
8 Über den Einfluß elektrischer Felder auf Schlafqualität und Gesundheit siehe WOLFGANG MAES: *Streß durch Strom und Strahlung*.
9 www.skoliose-info-forum.de (2008).
10 Siehe die Literatur bei KLEIN: *Sonnenlicht*.
11 Siehe die Literatur bei KLEIN: *Sonnenlicht*.
12 Siehe KLEIN: *Energieverlust und Krankheit durch Zahnherde*, sowie die dort zitierte Literatur.
13 KLEIN: *Osteoporose – die folgenschweren Irrtümer der Osteoporose-Medizin*.
14 www.kreuzschmerzen.org/Wirbelgleiten (2008).
15 www.kreuzschmerzen.org/Wirbelgleiten (2008) – www.dr-gumpert.de/html/spondylolisthesis.html (2008).
16 www.dr-gumpert.de/html/spondylolisthesis.html (2008).
17 BATMANGHELIDJ: *Rückenschmerzen & Arthritis*. S. 95.
18 BATMANGHELIDJ: *Rückenschmerzen & Arthritis*. S. 24 ff. und 99 ff.
19 WILSON: *Die Hand – Geniestreich der Evolution*.

20 LOHMANDER, L.S.: *Proteoglycans of joint cartilage. Structure, function, turnover and role as markers of joint disease.* Bailliere's Clin. Rheumatol. 2:37-62; 1988.

21 LOHMANDER, L.S.: *Proteoglycans of joint cartilage. Structure, function, turnover and role as markers of joint disease.* Bailliere's Clin. Rheumatol. 2:37-62; 1988. – STUHLSATZ, H.W.: *Zur Struktur der Proteoglykane aus hyalinem Knorpel und der Zwischenwirbelscheibe.* In: DETTMER N., LINDNER J. (eds) *Zell- und Gewebskulturmodelle in der Pathobiochemie der Bindegewebserkrankungen.* PCS, Basel: 75-77; 1987. – THONAR, E.J.M.A., KUETTNER, K.E.: *Biochemical basis of age-related changes in proteoglycans.* In: WHITE T.N., MECHAM R.P. (eds) *Biology of proteoglycans.* Academic Press, Orlando: 211-246; 1987. – www.vitalstoff-lexikon.de.

22 DÖLL: *Arthrose.* S. 31.

23 MÜLLER-WOHLFAHRT: *Mensch, beweg Dich!* S. 71.

24 *Medical Tribune* 61/ 30.7.1994/12. Zitiert nach KONZ: *Der große Gesundheitskonz.* S. 1295, Endnote 9464.

25 TEMPELHOF: *Gesunde Gelenke.* S. 34.

26 KLEIN: *Sonnenlicht – das größte Gesundheitsgeheimnis.* – KLEIN: *Osteoporose – die folgenschweren Irrtümer der Osteoporose-Medizin.*

27 KLEIN: *Sonnenlicht – das größte Gesundheitsgeheimnis.*

28 KLEIN: *Sonnenlicht – das größte Gesundheitsgeheimnis.*

29 KLEIN: *Osteoporose.* – WEINGART: *So stärken wir unsere Gelenke.* S. 69.

30 WEINGART: *So stärken wir unsere Gelenke.* S. 11.

31 RÜMELIN: *Kursbuch Künstliche Gelenke.* S. 67 ff.

32 LEARMONTH ID, YOUNG C, RORABECK C: *The operation of the century: total hip replacement.* The Lancet DOI:10.1016/S0140-6736(07)60457-7. LEARMONTH ID, CASE CP: *Metallic debris from orthopaedic implants.* The Lancet. - Vol. 369, Issue 9561, 17 February 2007, S. 542-544.

33 *Ärztliche Praxis* 8/26.1.1993. Zitiert nach Konz: *Der große Gesundheitskonz.* S. 896, Endnote 1008.

34 Siehe *Schweiz. Rundschau Med. Praxis* 82, 1993. Ist die Arthritis durch Fehlernährung bedingt, so verschwindet sie durch Fasten.

35 www.medizinfo.de/rheuma/arthritis/fasten.shtml (2007).

36 Konz: *Der große Gesundheitskonz.* S. 841. – a.a.O. S. 1125, Endnote 3735.

37 Messing, Norbert: *Rheuma besiegen mit Messer und Gabel.* Natur und Heilen 2/2001. S. 12 ff.

38 Weingart: *So stärken wir unsere Gelenke.* S. 11.

39 Leibold: *Arthritis und Arthrose.* S. 35.

40 Maid-Kohnert: *Lexikon der Ernährung.*

41 *Anatomica.* S. 67.

42 Binder: *Das neue Handbuch der gesunden Ernährung.*

43 Binder: *Das neue Handbuch der gesunden Ernährung.*

44 Laurens, H.: *The Physiologic Effect of Ultraviolet Radiation,* JAMA 11:2385, 1939. Zitiert nach Kime: *Sonnenlicht und Gesundheit.* S. 256.

45 Maid-Kohnert: *Lexikon der Ernährung.*

46 Schmidt-Nielsen: *Physiologie der Tiere.* S. 327.

47 Einige Sachbuchautoren, die im Sinne der natürlichen Gesundheitslehre eine Rohkost-Ernährung mit hohem Früchteanteil empfohlen haben, schreiben, daß bei Gicht Zitrusfrüchte einen großen Teil des Kalorienbedarfs decken sollten. Siehe Wandmaker: *Willst du gesund sein, vergiß den Kochtopf.*

48 Wandmaker: *Willst du gesund sein, vergiß den Kochtopf.* – Wandmaker: *Rohkost statt Feuerkost.*

49 Herold: *Innere Medizin.* S. 541.

50 Holick: *Schützendes Sonnenlicht.* S. 21 und 65 f.

51 www.arznei-telegramm.de (2007).

52 *Arznei-Telegramm* 3/1997. www.arznei-telegramm.de.

53 *Arznei-Telegramm* 3/1997. www.arznei-telegramm.de.

54 *Arznei-Telegramm* 3/1997. www.arznei-telegramm.de.

55 *Arznei-Telegramm* 3/1997. www.arznei-telegramm.de.
56 *Arznei-Telegramm* 3/1997. www.arznei-telegramm.de.
57 DÖLL: *Arthrose.* S. 101 ff.
58 *Arznei-Telegramm* 3/1997. www.arznei-telegramm.de.
59 *Arznei-Telegramm* 6/2003. www.arznei-telegramm.de.
60 *Arznei-Telegramm* 4/2003. www.arznei-telegramm.de.
61 *Arznei-Telegramm* 6/2003. www.arznei-telegramm.de.
62 *Blitz-Arznei-Telegramm* 04/10. www.arznei-telegramm.de.
63 *Münchener Medizinische Wochenschrift* 136/1994/16. Zitiert nach KONZ: *Der große Gesundheitskonz.* S. 986, Endnote 2119.
64 *Ärztezeitung* 180/10.10.1994/14. Zitiert nach KONZ: *Der große Gesundheitskonz.* S. 1001, Endnote 2123.
65 *Ärztezeitung* 13/ 26.1.1993/ 13. Zitiert nach KONZ: *Der große Gesundheitskonz.* S. 1114, Endnote 3606.
66 OLG Zweibrücken 28.4.1982. Zitiert nach KONZ: *Der große Gesundheitskonz.* S. 1003, Endnote 2229.
67 DAUNDERER: *Gifte im Alltag.*
68 DAUNDERER: *Gifte im Alltag.*
69 DÖLL: *Arthrose.* S. 107 ff.
70 DÖLL: *Arthrose.* S. 107 ff.
71 DÖLL: *Arthrose.* S. 107 ff.
72 Zitiert nach KEKI SIDHWA: *The Quintessence of Natural Living.* 1994.
73 AXT-GADERMANN/ AXT: *Die Kunst, länger zu leben.*
74 TEMPELHOF: *Gesunde Gelenke.* S. 90 f.
75 TEMPELHOF: *Gesunde Gelenke.* S. 90 f.
76 TEMPELHOF: *Gesunde Gelenke.* S. 90 f.
77 TEMPELHOF: *Gesunde Gelenke.* S. 90 f.
78 In Anlehnung an MAID-KOHNERT: *Lexikon der Ernährung.*
79 WEINGART: *So stärken wir unsere Gelenke.* S. 165.
80 BERGASA: *Kampf der Arthrose.* S. 41 f.
81 DESPOPOULOS: *Atlas der Physiologie.* S. 65.
82 FAHL: *Vitalstoffe.* S. 45.
83 BERGASA: *Kampf der Arthrose.* S. 41 f.

84   Zu beachten ist dabei: Ein Drittel der Kalorien in Kuhmilch bestehen aus Milchzucker, welcher bei der Verkäsung von den Milchsäurebakterien vergoren, d.h. aufgebraucht wird.

85   ELMADFA, FRITZSCHE, CREMER: *Die große GU-Vitamin- und Mineralstofftabelle*. S. 53.

86   BERGASA: *Kampf der Arthrose*.

87   BERGASA: *Kampf der Arthrose*. S. 31.

88   BIRCHER: *Höchstleistungskost für Sport, Berg, Eis, Wüste, Dschungel*.

89   LEE: *Natürliches Progesteron*. S. 85. –
     SEITZ, LIEBER, SIMANOWSKI: *Handbuch Alkohol. Alkoholismus und Organschäden*. S. 335, 368 f.

90   SEITZ, LIEBER, SIMANOWSKI: *Handbuch Alkohol. Alkoholismus und Organschäden*. S. 378 f.

91   SEITZ, LIEBER, SIMANOWSKI: *Handbuch Alkohol. Alkoholismus und Organschäden*. S. 378 f.

92   FAHL: Vitalstoffe. S. 46.

93   LEE: *Natürliches Progesteron*. S. 85. –
     OBERBEIL: *Die Zuckerfalle*. S. 161 f.

94   www.vitalstoff-lexikon.de/Mineralstoffe/Magnesium/ 2008).
     BIESALSKI H. K., FÜRST P., KASPER H., KLUTHE R., PÖLERT W., PUCHSTEIN CH., STÄHELIN H. B.: *Ernährungsmedizin*. Stuttgart 1999.
     Bundesinstitut für Risikobewertung: DOMKE A., GROSSKLAUS R., NIEMANN B., PRZYREMBEL H., RICHTER K., SCHMIDT E., WEISSENBORN A., WÖRNER B., ZIEGENHAGEN R. (Hrsg.): *Verwendung von Mineralstoffen in Lebensmitteln – Toxikologische und ernährungsphysiologische Aspekte* Teil 2. Dahlem 2004.

95   BERGASA: *Kampf der Arthrose*. S. 43.

96   BERGASA: *Kampf der Arthrose*. S. 43.

97   www.vitalstoff-lexikon.de/Mineralstoffe/Magnesium/(2008).
     BIESALSKI H. K., FÜRST P., KASPER H., KLUTHE R., PÖLERT W., PUCHSTEIN CH., STÄHELIN H. B.: *Ernährungsmedizin*. Stuttgart 1999. –

Bundesinstitut für Risikobewertung: DOMKE A., GROSSKLAUS
R., NIEMANN B., PRZYREMBEL H., RICHTER K., SCHMIDT E., WEI-
SSENBORN A., WÖRNER B., ZIEGENHAGEN R. (Hrsg.): *Verwen-
dung von Mineralstoffen in Lebensmitteln - Toxikologische
und ernährungsphysiologische Aspekte* Teil 2. Dahlem 2004.

98 BERGASA: *Kampf der Arthrose*. S. 44.

99 www.vitalstoff-lexikon.de/Mineralstoffe/Magnesium/
(2008). – BIESALSKI H. K., FÜRST P., KASPER H., KLUTHE R.,
PÖLERT W., PUCHSTEIN CH., STÄHELIN, H. B.: *Ernährungsmedi-
zin*. Stuttgart 1999.

100 BERGASA: *Kampf der Arthrose*. S. 45.

101 MAID-KOHNERT: *Lexikon der Ernährung*.
www.vetpharm.uzh.ch/reloader.htm?http://www.vetpharm.uzh.
ch/clinitox/toxdb/WDK_048.htm?clinitox/wdk/toxiwdk.htm
(2007).

102 TEMPELHOF: *Gesunde Gelenke*. S. 61 f.

103 KLEIN: *Osteoporose – die folgenschweren Irrtümer der Osteoporose-Medizin*.

104 www.nemhaupt.de/nemvitk.htm (2007). – Siehe auch die zitierte Literatur: FESKANICH D, et al. 1999. *Vitamin K intake and
hip fractures in women: a prospective study*. Am J Clin Nutr
69:74-9. - Booth SL, et al. 1998. *Dietary intake and adequacy
of vitamin K1*. J Nutr 128:785-88.

105 www.m-ww.de/gesund_leben/ernaehrung/vitamine/
vitamin_k.html (2007).

106 www.tee.org/BHSD/vitaK.html (2007).

107 www.nemhaupt.de/nemvitk.htm Siehe auch die zitierte Literatur: FESKANICH D, et al. 1999. *Vitamin K intake and hip fractures in women: a prospective study*. Am J Clin Nutr 69:74-9.
- Booth SL, et al. 1998. *Dietary intake and adequacy of vitamin
K1*. J Nutr 128:785-88.

108 *Bundeslebensmittelschlüssel*.

109 THEODOSAKIS: *Arthrose-Kur*.

110 *Arznei-Telegramm* 3/2006.

111 McAlindon TE, LaValley MP, Gulin JP, Felson DT: *Glucosamine and Chondroitin for Treatment of Osteoarthritis: A Systematic Quality Assessment and Meta-analysis.* In: *JAMA.* 283, 2000, S. 1469–1475. –

Clegg DO, Reda DJ, Harris CL, Klein MA, O'Dell JR, Hooper MM, Bradley JD, Bingham CO 3rd, Weisman MH, Jackson CG, Lane NE, Cush JJ, Moreland LW, Schumacher HR Jr, Oddis CV, Wolfe F, Molitor JA, Yocum DE, Schnitzer TJ, Furst DE, Sawitzke AD, Shi H, Brandt KD, Moskowitz RW, Williams HJ: *Glucosamine, chondroitin sulfate, and the two in combination for painful knee osteoarthritis.* In: *New Engl J Med.* 354, Nr. 8, 2006, S. 795–808. –

Stephan Reichenbach; Rebekka Sterchi; Martin Scherer; Sven Trelle; Elizabeth Bürgi; Ulrich Bürgi; Paul A. Dieppe; and Peter Jüni: *Meta-analysis: Chondroitin for Osteoarthritis of the Knee or Hip.* In: Annals of Internal Medicine. www.annals.org/cgi/content/abstract/146/8/580 (2008).

112 Theodosakis: *Arthrose-Kur.* S. 75.

113 Tempelhof: *Gesunde Gelenke.* S. 67.

114 Gruber: *Mineralstoffe und Spurenelemente.* –
Bankhofer: *Bio-Selen.*

115 Tempelhof: *Gesunde Gelenke.* S. 67. –
Müller-Wohlfahrt: *Mensch, beweg Dich!* S. 187, 212.

116 Oberbeil: *Die Zuckerfalle.* S. 164 f.

117 Tempelhof: *Gesunde Gelenke.* S. 67.

118 Tempelhof: *Gesunde Gelenke.* S. 68 f. –
Oberbeil: *Die Zuckerfalle.* S. 162 f.

119 Klein: *Osteoporose.* S. 88.

120 Tempelhof: *Gesunde Gelenke.* S. 68.

121 Tempelhof: *Gesunde Gelenke.* S. 68.

122 Oberbeil: *Die Zuckerfalle.* S. 155.

123 Klein: *Osteoporose.* S. 88 f.

124 Jennrich: *Schwermetalle.* S. 38 und 40 ff.

125 Weingart: *So stärken wir unsere Gelenke.* S. 162 f.

126 HEBENER, OLAF: *Fundamente der Hoffnung.*
127 GRAHAM: *The 80/10/10-Diet.* – CAMPBELL, CAMPBELL: *The China-Study. Startling Implications for Diet, Weight Loss and Long-term Health.*
128 WEINGART: *So stärken wir unsere Gelenke.* S. 163.
129 *Bundeslebensmittelschlüssel.*
130 *Bundeslebensmittelschlüssel.*
131 GRAHAM: *The 80/10/10-Diet.* – CAMPBELL, CAMPBELL: *The China-Study. Startling Implications for Diet, Weight Loss and Long-term Health.* – ESSELSTYN: *Prevent and Reverse Heart Desease. The Revolutionary, Scientifically Proven, Nutrition-Based Cure.*

Buchverzeichnis

AAKEN, ERNST VAN: *Die schonungslose Therapie.*
Ein Gesundheits-Brevier. 3. Aufl. Celle 1980.

AAKEN, ERNST VAN: *Programmiert für 100 Lebensjahre.*
Wege zur Gesundheit und Leistungsfähigkeit. Celle 1974.

ABRAMOWSKI, O. L. M.: *Fruitarian diet and physical
rejuvenation.* Westville, Natal, Südafrika.

AXT-GADERMANN, MICHAELA/ AXT, PETER: *Die Kunst, länger zu
leben.* München 2004.

BACHMANN, ROBERT: *Säure-Basen-Kursbuch.*
*Wenn Übersäuerung krank macht. Sanfte Hilfe bei Beschwer-
den, Krankheiten und Gewichtsproblemen.* München 2006.

BÄKER, BERNHARD/ REISKY, PETER: *Die verrückte Bandscheibe.*
München 2000.

BÄSSLER, KARL-HEINZ: *Vitamine.* Darmstadt 1989.

BÄSSLER, KARL-HEINZ/ GRÜHN, EBERHARD/ LOEW, DIETER/ PIETRZIK,
KLAUS: *Vitamin-Lexikon.* Stuttgart, Jena, New York 1992.

BALL, PHILIP: *H_2O. Die Biographie des Wassers.*
München, Zürich 2001.

BANKHOFER, HADEMAR: *Bio-Selen. Natürlicher Schutz für unser
Immunsystem.* Frankfurt, Berlin 1994.

BATMANGHELIDJ, FARIDUN: *Wasser – die gesunde Lösung.*
8. Aufl. Kirchzarten bei Freiburg 1999.

BATMANGHELIDJ, FARIDUN: *Wassertrinken wirkt Wunder.*
Erfolgsberichte von chronisch Kranken. Freiburg 2004.

BATMANGHELIDJ, FARIDUN: *Sie sind nicht krank, sie sind durstig!*
8. Aufl. Freiburg 2006.

BATMANGHELIDJ, FARIDUN: *Wasser hilft.* 4. Aufl. Freiburg 2004.

BATMANGHELIDJ, FARIDUN: *Rückenschmerzen & Arthritis.*
5. Aufl. Freiburg 2004.

BECKER, FRITZ: *Der Weg zur vollkommenen Gesundheit.*
7. Auflage Düsseldorf 1989.

BERGASA, ANA MARIA LAJUSTICIA: *Magnesium und Gesundheit.*
Barcelona 4. Auflage 1998.

BERGASA, ANA MARIA LAJUSTICIA: *Kampf der Arthrose.*
Eine erfolgreiche Behandlungsmethode nach der neuesten
Erkenntnis der Biochemie. 24. Aufl. Steyr 2004.

BESSON, PHILIPPE-GASTON: *Dynamisch leben durch*
Säure-Basen-Gleichgewicht. 3. Aufl. Ritterhude 1997.

BIDWELL, VICTORIA: *The Salt Conspiracy.* Freemont 1990.

BINDER, FRANZ/ WAHLER, JOSEF: *Das neue Handbuch*
der gesunden Ernährung. München, 3. Aufl. 2002.

BIRCHER, RALPH: *Fundgrube zu Gesundheitsfragen.*
Bad Homburg 1980.

BIRCHER, RALPH: *Sturmfeste Gesundheit. 20 Jahre länger jung.*
Bad Homburg 1980.

BIRCHER, RALPH: *Geheimarchiv der Ernährungslehre.*
Bad Homburg 1980.

BIRCHER, RALPH: *Hunsa. Das Volk, das keine Krankheiten kannte.*
Bad Homburg 1980.

BIRCHER, RALPH: *Höchstleistungskost für Sport, Berg,*
Eis, Wüste, Dschungel. Bad Homburg 1980.

BIRCHER-BENNER, MAX: *Mein Testament.*
Vom Werden des neuen Arztes. Bern 1989.

BLECH, JÖRG: *Die Krankheitserfinder.*
Wie wir zu Patienten gemacht werden. Frankfurt 2003.

BLECH, JÖRG: *Heillose Medizin. Fragwürdige Therapien*
und wie Sie sich davor schützen können. Frankfurt 2005.

BRAUMANN, KLAUS-MICHAEL: *Die Heilkraft der Bewegung.*
Mit Bewegungstherapie Krankheiten erfolgreich behandeln.
München 2006.

BURGER, GUY-CLAUDE: *Die Rohkosttherapie.*
8. Aufl. München 1993.

BURGERSTEIN, LOTHAR: *Handbuch Nährstoffe.* Heidelberg 2002.

CAMPBELL, COLIN/ CAMPBELL THOMAS: *The China-Study.*
Startling Implications for Diet, Weight Loss and Long-term
Health. Dallas 2006.

CINQUE, RALPH: *Nie mehr krank durch neue Lebensgewohnheiten.*
Ritterhude 1994.

CORDAIN, LOREN: *Das Getreide – zweischneidiges Schwert der*
Menschheit. Arnsberg 2004.

COTTA, HORST: *Der Mensch ist so jung wie seine Gelenke.*
Bewegung und Verschleiß. 2. Auflage München 2001.

DAUNDERER, MAX: *Gifte im Alltag.* München 1999.

DESPOPOULOS, AGAMEMNON/ SILBERNAGL, STEFAN: *Taschenatlas der*
Physiologie. 4. Auflage Stuttgart, New York 1991.

DIAMOND, HARVEY UND MARILYN: *Fit fürs Leben.* München 1986.

DOELL, MICHAELA: *Arthrose.* 2. Auflage München 2007.

DORSCHNER, FRIEDRICH. *Milch –*
Quelle der Gesundheit oder Krankheit?
Lebenskunde-Schriftenreihe Nr.1. Ritterhude 1992.

ELMADFA/ FRITZSCHE/ CREMER: *Die große GU-Vitamin-*
und Mineralstofftabelle. München 1996.

ESSELSTYN, CALDWELL: *Prevent and Reverse Heart Desease. The*
Revolutionary, Scientifically Proven, Nutrition-Based Cure.
New York 2008.

FAHL, ARNULF: *Vitalstoffe, die Medizin der Zukunft.*
3. Auflage Mainz 2004.

FELDWEG, THEODOR: *Arthrose – Heilbar. Erfolgreiche Behandlung*
von Gelenk- und Rückenversteifung. 14. Aufl. Stuttgart 2002.

FISCHER, JÜRGEN: *Das Arthrose-Stopp-Programm.* Stuttgart 2005.

FRY, TERRENCE C.: *Dynamische Gesundheit.*
3. Aufl. Ritterhude 1992.

FRY, TERRENCE C.: *How to Determine Your Natural Dietetic*
Character. Sebastopol 2001.

FRY, TERRENCE C.: *The Incredible Diet.* Sebastopol 2001.

FRY, TERRENCE C./ CINQUE, RALPH: *The Great Fruitarian Debate.*
Sebastopol 2001.

FRY, TERRENCE C./ SHELTON, HERBERT: *Reines Wasser für Ihre Gesundheit.* 3. Aufl. Ritterhude 1994.

FRY, TERRENCE C.; KLEIN, DAVID: *Your Natural Diet: Alive Raw Foods.* Sebastopol 2004.

FUCHS, NORBERT: *Mineralstoffe – Salze des Lebens.* Leoben 1993.

GERYL, PATRICK: *Topfit mit Sonnenkost. Richtige Ernährung für Sportler.* Ritterhude 1995

GOEDECKE, THOMAS/ VORMANN, JÜRGEN: *Chronisch übersäuert? Säure-Basen-Balance und Gesundheit.* Lenzburg 2006.

GRAHAM, DOUGLAS: *The high energy diet. Recipe Guide.* Marathon, Florida 1996.

GRAHAM, DOUGLAS: *Nutrition and Athletic Performance.* Marathon, Florida 1999.

GRAHAM, DOUGLAS: *Grain Damage. Rethinking the high starch diet.* 1998.

GRAHAM, DOUGLAS: *The 80/10/10-Diet.* Key Largo, Florida 2006.

GRIMM, HANS-ULRICH: *Die Ernährungslüge. Wie uns die Lebensmittelindustrie um den Verstand bringt.* Knaur, München 2005.

GRIMM, HANS-ULRICH: *Die Suppe lügt. Die schöne Welt des Essens.* Knaur, München 1999.

GRIMM, HANS-ULRICH: *Aus Teufels Topf. Die neuen Risiken beim Essen.* München 1999.

GRUBER, WOLFGANG: *Mineralstoffe und Spurenelemente.* 2007.

HACKETHAL, JULIUS: *Der Meineid des Hippokrates. Von der Verschwörung der Ärzte zur Selbstbestimmung des Patienten.* Bergisch Gladbach 1992.

HACKETHAL, JULIUS: *Operation – Ja oder Nein? Ratschläge für Kranke und Gesunde.* Frankfurt/M., Berlin 1987.

HACKETHAL, JULIUS: *Krankenhaus.* Frankfurt/M., Berlin 1987.

HACKETHAL, JULIUS: *Sprechstunde. Fälle, Operationen, Ratschläge.* Frankfurt/M., Berlin 1987.

HACKETHAL, JULIUS: *Auf Messers Schneide. Kunst und Fehler der Chirurgen.* Frankfurt/M., Berlin 1987.

HACKETHAL, JULIUS: *Nachoperation.* 2. Aufl. München 1977.

HALLER, ALBERT VON: *Gefährdete Menschheit.*
Ursache und Verhütung der Degeneration.
8. Aufl. Hippokrates Verlag Stuttgart 1994.

HALLER, ALBERT VON: *Zucker –*
Wie gefährlich ist dieser Verführer? 4. Aufl. Weilrod 1996.

HALLER, ALBERT VON: *Macht und Geheimnis der Nahrung.*
4. Aufl. Weilrod 1995.

HALLER, ALBERT VON: *Die Wurzeln der gesunden Welt.*
Notwendigkeit und Möglichkeit angewandter Ökologie.
Langenburg 1976.

HEBENER, OLAF: *Fundamente der Hoffnung. Theorie und Therapie der Multiplen Sklerose.* Heidelberg 1998.

HEROLD, GERD: *Innere Medizin.* Köln 2000.

HOBDAY, RICHARD: *Sonnenlicht heilt.*
Wie wichtig Sonne für unsere Gesundheit ist. Freiburg 2001.

HOLICK, MICHAEL: *Schützendes Sonnenlicht.*
Die heilsamen Kräfte der Sonne. Stuttgart 2005.

HOLST, SUSANNE; MEISER, ULRIKE: *Kursbuch Rheuma.*
München 2004.

HONIBALL, ESSIE: *I live on fruit (And nothing else).*
4. Auflage Pretoria, Südafrika 1998.

HORNE, ROSS: *Improving on Pritikin – You can do better!*
Avalon Beach 1988.

HORNE, ROSS: *Cancerproof your Body.* Sydney 1996.

HORNE, ROSS: *Health & Survival in the 21st Century.*
Sydney 1997.

HOVANNESSIAN, ARSHAVIR TER: *Unsere natürliche Nahrung:*
Rohkost. 2. Aufl. Ritterhude 1993.

HOWELL, EDWARD: *Enzyme nutrition.* Wayne, New Jersey 1985.

HOWELL, EDWARD: *Food Enzymes for Health and Longevity.* Forsyth 1994.

JACKSON, ROBERT: *Nie mehr krank sein.*
Das Geheimnis langen Lebens.
Bertelsmann Verlag, Gütersloh 1959.

JENNRICH, PETER: *Schwermetalle.*
Ursache für Zivilisationserkrankungen. Hochheim 2007.
JENTSCHURA, PETER/ LOHKÄMPER, JOSEF: *Gesundheit durch*
Entschlackung. 12. Aufl. 2004.
KENTON, LESLIE UND SUSANNAH: *Kraftquelle Rohkost.*
München 1993.
KIME, ZANE: *Sonnenlicht und Gesundheit.*
3. Auflage, Ritterhude 1995.
KLEIN, THOMAS: *Osteoporose – die folgenschweren Irrtümer der*
Osteoporose-Medizin. Dresden 2006.
KLEIN, THOMAS: *Energieverlust und Krankheit durch Zahnherde.*
3. Auflage Dresden 2007.
KLEIN, THOMAS: *Sonnenlicht – das größte Gesundheitsgeheimnis.*
Dresden 2007.
KLEIN, THOMAS: *Volkskrankheit Vitamin-B$_{12}$-Mangel.*
Dresden 2007.
KONZ, FRANZ: *Der große Gesundheits-Konz.* München 1998.
KRASKE, EVA-MARIA: *Säure-Basen-Balance.*
4. Auflage München 2007.
KROK, MORRIS: *Golden Path to Rejuvenation.*
2. Aufl. Fremont 1986.
KROK, MORRIS: *Fruit the food and medicine for man.*
3. Aufl. Westville, Südafrika. 1984.
LANGBEIN, KURT/ EHGARTNER, BERT: *Das Medizin-Kartell.*
Die sieben Todsünden der Gesundheitsindustrie.
München 2003.
LEE, JOHN R.: *Natürliches Progesteron.*
Ein bemerkenswertes Hormon. Oberhaching 1997.
LEIBOLD, GERHARD: *Bandscheiben- und Rückenschmerzen.*
Zürich 2003.
LEIBOLD, GERHARD: *Arthritis und Arthrose. Ursachen, Symptome,*
ganzheitliche Behandlung. 3. Auflage Zürich 2001.
LIMBURG STIRUM, JOHN VAN: *Moderne Säure-Basen-Medizin.*
Physiologie, Diagnostik, Therapie. Stuttgart 2008.

LUTZ, WOLFGANG: *Leben ohne Brot verhilft zu besserer Gesundheit.* 12. Aufl. Gräfelfing 1992.

MAES, WOLFGANG: *Streß durch Strom und Strahlung.* 5. Aufl. Neubeuern 2005.

MAID-KOHNERT, UDO u.a.: *Lexikon der Ernährung.* Heidelberg 2002.

MAY-ROPERS, CHRISTIANE: *Nie wieder sauer. Leben im Gleichgewicht. Die Säure-Basen-Balance.* 8. Auflage München 2005.

MENDELSOHN, ROBERT S.: *Trau keinem Doktor. Über die enormen Gefahren der modernen Medizin und wie man sich davor schützen kann.* Holthausen 1988.

MOELLER, MICHAEL LUKAS: *Gesundheit ist eßbar.* 3. Auflage Ritterhude 1991.

MÜLLER-WOHLFAHRT, HANS-WILHELM: *Mensch, beweg Dich! So stärken Sie Ihr Bindegewebe.* 3. Auflage München 2003.

OBERBEIL, KLAUS: *Die Zuckerfalle.* 5. Auflage München 2004.

OBERBEIL, KLAUS: *Fit durch Mineralien und Spurenelemente.* München 1995.

OBERBEIL, KLAUS: *Fit durch gesunde Ernährung.* 2. Auflage München 1994.

OBERBEIL, KLAUS: *Lebenselixier Wasser. Naturkraft für Gesundheit, Schönheit, Fitneß, Inspiration.* München 2004.

OLDENKOTT, PAUL/ SCHEIDERER, WOLF: *Bandscheiben-Leiden. Was tun?* Stuttgart 2005.

ORNISH, DEAN: *Program for Reversing Heart Disease.* New York 1996.

RÜMELIN, ALEXANDER: *Kursbuch Künstliche Gelenke.* München 2005.

RUESCH, HANS: *Die Pharma-Story – Der große Schwindel.* München 1994.

SANDER, FRIEDRICH: *Der Säure-Basenhaushalt des menschlichen Organismus.* (1953) 3. Auflage Stuttgart 1999.

SCHEINER, HANS-CHRISTOPH/ SCHEINER, ANA: *Mobilfunk – die verkaufte Gesundheit.* Peiting 2006.

SCHMIDT-NIELSEN, KNUT: *Physiologie der Tiere.*
Heidelberg, Berlin 1999.

SCHOLZ, HEINRICH: *Mineralstoffe und Spurenelemente.*
Stuttgart 1996.

SCHWEGLER, JOHANN: *Der Mensch – Anatomie und Physiologie.*
Stuttgart, New York 1996.

SEITZ, HELMUT/ LIEBER, CHARLES/ SIMANOWSKI, ULRICH:
Handbuch Alkohol. Alkoholismus und Organschäden.
2. Auflage Heidelberg 2000.

SEMLER, EDMUND: *Rohkost. Historische, therapeutische und
theoretische Aspekte einer alternativen Ernährungsform.*
Gießen 2006.

SHELTON, HERBERT M.: *The Science and Fine Art of Natural
Hygiene.* The Hygienic System: Vol. I. 3. Aufl. Tampa 1994.

SHELTON, HERBERT M.: *The Science and Fine Art of Food and
Nutrition.* The Hygienic System: Vol. II. 7. Aufl. Tampa 1996.

SHELTON, HERBERT M.: *The Science and Fine Art of Fasting.*
The Hygienic System: Vol. III. 5. Aufl. Tampa 1993.

SHELTON, HERBERT M.: *Superior Nutrition.*
7. Auflage San Antonio 1970.

SHELTON, HERBERT M.: *Natural Hygiene. The Pristine Way of Life.*
2. Auflage Tampa 1994.

SHELTON, HERBERT M.: *Fasting can save your life.*
11. Auflage Tampa 1996.

SHELTON, HERBERT M.: *Fasten kann ihr Leben retten.*
Ritterhude 1993.

SHELTON, HERBERT M.: *Fasting. For Renewal of Life.*
3. Auflage Tampa 1995.

SHELTON, HERBERT M.: *Health. For the millions.*
3. Auflage Tampa 1996.

SIDHWA, KEKI: *The Quintessence of Natural Living for health
and happiness.* 1994.

TEMPELHOF, SIEGBERT: *Gesunde Gelenke.* München 2003.

THEODOSAKIS, JASON/ ADDERLY, BRENDA/ FOX, BARRY:
Die Arthrose-Kur. 11. Auflage München 2000.

THOMANN, KLAUS-DIETER: *Wirksame Hilfe bei Arthrose.*
Stuttgart 2003.

THUST, THOMAS; SCHLETT, SIEGFRIED: *Entgiften und Entschlacken.*
München 2008.

TILDEN, JOHN: *Mit Toxämie fangen alle Krankheiten an.*
Die Lehre von der Toxämie. Heilung ohne Medikamente.
6. Auflage Ritterhude 1994.

TREUTWEIN, NORBERT: *Übersäuerung. Krank ohne Grund?*
17. Auflage München 2006.

VORMANN, JÜRGEN: *Säure-Basen-Balance.* München 2008.

WACKER, SABINE/ WACKER, ANDREAS:
300 Fragen zur Säure-Basen-Balance. München 2008.

WALKER, NORMAN W.: *Frische Frucht- und Gemüsesäfte.*
4. Auflage Ritterhude 1994.

WALKER, NORMAN W.: *Auch sie können wieder jünger werden.*
Goldmann, München 1993.

WALKER, NORMAN W.: *Täglich frische Salate erhalten ihre*
Gesundheit. München 1993.

WALKER, NORMAN W.: *Wasser kann Ihre Gesundheit zerstören!*
6. Auflage Ritterhude 1994.

WALKER, NORMAN W.: *Darmgesundheit ohne Verstopfung.*
5. Auflage Ritterhude 1995.

WALKER, NORMAN W.: *Natürliche Gewichtskontrolle.*
3. Auflage Ritterhude 1995.

WANDMAKER, HELMUT: *Willst du gesund sein, vergiß den*
Kochtopf. München 1992.

WANDMAKER, HELMUT: *Rohkost statt Feuerkost. Goldmann.*
München 1996.

WEINGART, JOHANNES: *So stärken wir unsere Gelenke.*
München 2005.

WENDT, LOTHAR: *Gesund werden durch Abbau von*
Eiweißüberschüssen. St. Georgen 1987.

WILSON, FRANK: *Die Hand – Geniestreich der Evolution.*
Ihr Einfluß auf Gehirn, Sprache und Kultur des Menschen.
Reinbek 1998.

WORLITSCHEK, MICHAEL: *Praxis des Säure-Basen-Haushalts.*
Grundlagen und Therapie. 6. Auflage Stuttgart 2008.

WORM, NICOLAI: *Syndrom X oder ein Mammut auf den Teller.*
Mit Steinzeitdiät aus der Wohlstandsfalle.
4. Auflage Lünen 2002.

ZEBROFF, KAREN: *Yoga für Jeden.* Frankfurt/M. 1990.

ZUMKLEY, HEINZ/ KISTERS, KLAUS: *Spurenelemente.*
Darmstadt 1990.

Sachwortverzeichnis

Über den Verfasser

Thomas Klein ist ein Sohn der Stadt Dresden und dort im Jahre 1964 geboren.

Von 1986 bis 1991 Maschinenbau-Studium an der TU Dresden, danach Berufstätigkeit als Diplom-Ingenieur. Außerdem Studium der Nationalökonomie sowie der natürlichen Gesundheitslehre. Seit 2004 tätig als Verleger und Sachbuchautor zur Verbreitung der natürlichen Gesundheitslehre.

Bisher vom Verfasser erschienene Bücher:
- Energieverlust und Krankheit durch Zahnherde
- Osteoporose – die folgenschweren Irrtümer der Osteoporose-Medizin
- Sonnenlicht – das größte Gesundheitsgeheimnis
- Volkskrankheit Vitamin-B12-Mangel

Aktuelle Angaben unter www.hygeia.de.

Dank

Für die kritische Durchsicht und Korrektur danke ich Roswitha Bals, Tobias Haufe, Martin Johannes, Stefan Klein, Prof. Dr. Wolfgang Klein, Dr. Claudia Krickau, Bärbel und Dr. Georg Meinecke, Marc Nagatz, Adelheid Nowitzky, Dr. Anne Pichler, Annelie Renner, Rena Scheibner, Yvette Schwertfeger, Ingrid Sonntag, Dr. Barbara Stephan, Volkmar Stephani und Volkmar Welke.   Dresden, Oktober 2008
Thomas Klein

Bezugsquelle Swingtrainer

Der THERASPO-SWINGTRAINER bewegt geschädigte Gelenke belastungsfrei und kontinuierlich, am besten jeweils für wenige Minuten, mehrmals am Tage. Die Bewegung des ganzen Körpers erfolgt sanft und schmerzfrei, auch bei fortgeschrittener Arthrose und Arthritis. Durch diese schonende Art der Bewegung wird die Gelenkschleimhaut angeregt, all die Stoffe an die Gelenkflüssigkeit abzugeben, die zum Aufbau gesunder Gelenkknorpel gebraucht werden.

Kostenlose Information beim Hersteller:
Theraspo
Gesellschaft für Therapie- und Sportgeräte mbH
D – 63571 Gelnhausen, Blümgesgrund 44
Telefon: 060 51 – 66 551
Fax: 060 51 – 66 251
www.theraspo.com

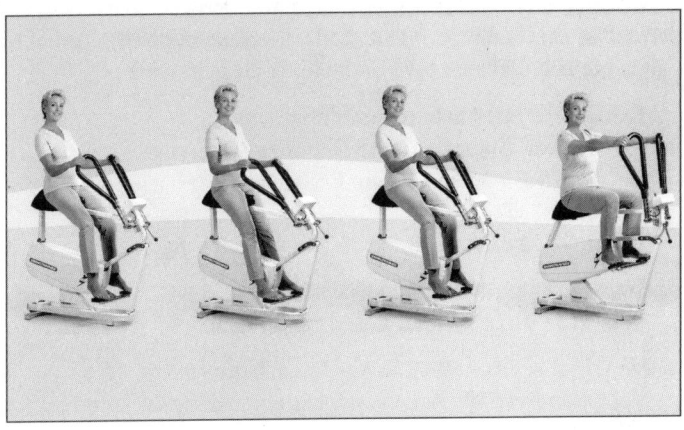

Schonend gepreßte Säfte!

Obst und Gemüse sind reich an all den Vitaminen und Mineralstoffen, die zum Aufbau gesunder Knorpel in Gelenken und Bandscheiben gebraucht werden und die für den Erhalt der Gesundheit so wichtig sind. Möhren und zahlreiche Gemüse, frisch entsaftet, versprechen eine besonders gute Versorgung.

Beim Kauen von hartem Gemüse wird das Gebiß stark beansprucht, und auf Dauer können die Zähne verschleißen. Bei schlechtem Gebißzustand und Zahnersatz können harte Gemüse oftmals nicht mehr gründlich gekaut und die Inhaltsstoffe deshalb nicht mehr gut genug aufgenommen werden. Außerdem ist das Kauen von hartem Gemüse selbst bei einem gesunden Gebiß recht beschwerlich, weshalb selten die erforderlichen Mengen gegessen werden, um sich mit den zum Aufbau von Knorpelgewebe benötigten Vitaminen und Mineralstoffen ausreichend zu versorgen. Doch Saftpressen bieten Abhilfe. Mit ihnen können wohlschmeckende Möhren- und Gemüsesäfte zubereitet werden.

Über den Fachhandel zu beziehen sind die Qualitäts-Saftpressen CHAMPION und GREENSTAR (siehe rechte Seite), von der Stiftung Warentest (7/2003) mit der Bestnote 1,0 ausgezeichnet. Mit diesen Entsaftern können schonend Säfte hergestellt werden, so daß selbst empfindliche Inhaltsstoffe wie Enzyme weitgehend erhalten bleiben und eine gute Saftqualität erreicht wird.

Kostenlose Information beim Importeur
in *Deutschland*: Spezialversand Keimling Naturkost
D – 21614 Buxtehude, Zum Fruchthof 7a
Tel. 04161/51160
naturkost@keimling.de   www.keimling.de

in *Österreich*: A – 4030 Linz, Deggendorfstr. 5
Tel. 01/3191262   naturkost@keimling.at   www.keimling.at

in der *Schweiz*: CH – 9014 St. Gallen, Fürstenlandstr. 96
Tel. 0800534654   naturkost@keimling.ch www.keimling.ch

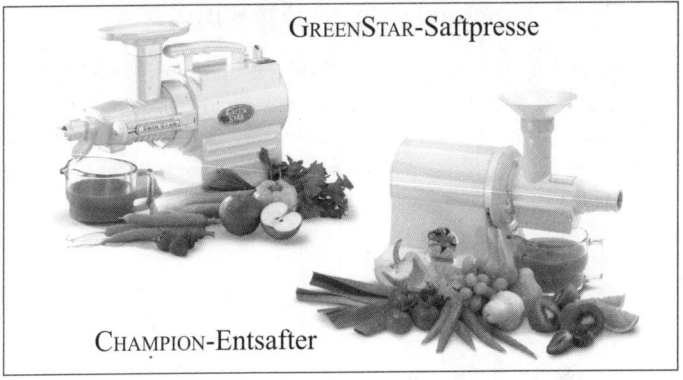

GREENSTAR-Saftpresse

CHAMPION-Entsafter

Das Aerovital-Bettsystem

Das Aerovitalsystem ist auf Luftschläuchen gelagert, in der Härte stufenlos einstellbar, paßt sich optimal an den Körper an, sowohl in der Rücken- als auch in der Seitenlage. Das bequeme Bett ist mit verschiedenen beweglichen Matratzen kombinierbar.

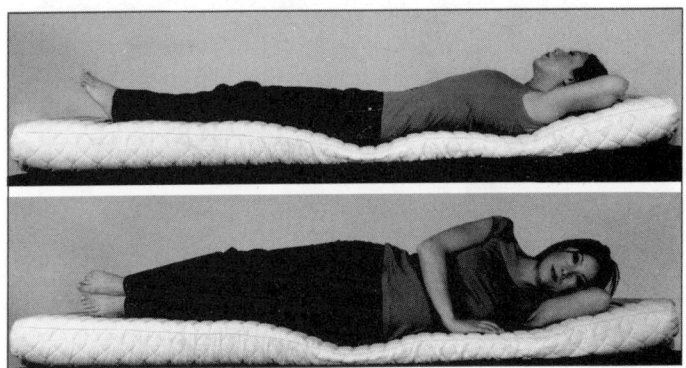

Weitere Informationen: Futon-Haus Heidelberg
69214 Eppelheim, Handelsstraße 9a
www.futon-haus.de   Tel.: 062 21 - 76 05 38
   oder: www.hygeia.de

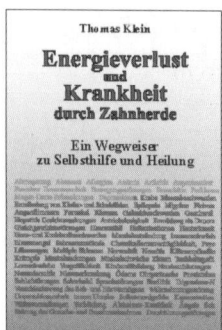

THOMAS KLEIN

Energieverlust und Krankheit
durch Zahnherde

Ein Wegweiser zu Selbsthilfe
und Heilung

Taschenbuch: 304 Seiten
zahlreiche Übersichten und Abbildungen

Gift im Mund! Toxische Dentalmaterialien und Fäulnisgifte in wurzelbehandelten, toten Zähnen können zu schweren Krankheiten führen, zu Antriebsschwäche, chronischer Erschöpfung und Ermattung, zu Konzentrationsstörungen, Vergeßlichkeit und Gedächtnisschwund, zu Depressionen und Persönlichkeitsveränderung, zu Blasen- und Nierenerkrankungen, Krämpfen, Prostatabeschwerden, zu Herz- und Kreislauferkrankungen, Immunschwäche, Arthritis, Rheuma, Krebs, Parkinson-Krankheit, Alzheimer-Demenz.

Das weithin unbekannte und hochbrisante Wissen hierüber ist in diesem Buch leicht verständlich zusammengefaßt und gründet sich auf umfassende Recherchen der medizinischen und toxikologischen Fachliteratur. Das Buch ist eine Hilfe für alle, die nach vergeblicher Ursachensuche und erfolglosen Behandlungen wieder gesund werden und gesund bleiben wollen.

Auch Zahnimplantate bergen Risiken, über die man sich rechtzeitig informieren sollte. Zahnimplantate können zur Ursache schwerer Erkrankung werden, auch mit bleibenden Schäden.

Lesen Sie dieses Buch, bevor Sie sich teure Zahnimplantate einsetzen oder das Gebiß sanieren lassen!

Gesundheit erflehen sich die Menschen von den Göttern.
Daß es in ihrer Macht liegt, sie zu bewahren,
daran denken sie nicht.   DEMOKRIT

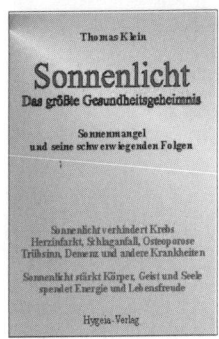

THOMAS KLEIN

Sonnenlicht –
das größte Gesundheitsgeheimnis

Sonnenmangel
und seine schwerwiegenden Folgen

Taschenbuch: 360 Seiten
zahlreiche Übersichten und Abbildungen
ISBN 978-3-939865-02-5

Sonnenlicht ist eines unserer wichtigsten Lebensbedürfnisse und durch nichts zu ersetzen. Sonnenlicht schenkt Schönheit und Gesundheit, Muskelkraft und Ausdauer sowie Tatkraft, Lebensfreude und geistige Frische. Sonnenlicht trägt maßgeblich zur Verhütung zahlreicher Erkrankungen bei, wie Krebs, Arteriosklerose, Osteoporose, Rachitis, Trübsinn, Demenz. Viele vermeintlich unheilbar kranke Menschen könnten mit Hilfe der Sonne wieder gesund werden. Sonnenmangel und falsche Beleuchtung hingegen untergraben die Gesundheit.

Die Behauptung, Sonnenstrahlung verursache Hautkrebs, ist falsch – ein Mythos, von der Antisonnenlobby in die Welt gesetzt, um mit der Angst Geschäfte zu machen. Regelmäßige und wohldosierte Sonnenbäder erhöhen nicht das Hautkrebsrisiko, die wahren Ursachen liegen woanders.

Dieses Sachbuch faßt das beeindruckende, vielfach noch unbekannte Wissen über die gesundheitsfördernden Wirkungen des Sonnenlichtes zusammen.

Wasser wirkt Wunder, Luft vermag noch mehr,
am wirksamsten aber ist das Licht.

ARNOLD RICKLI

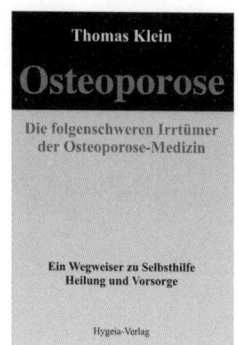

THOMAS KLEIN

Osteoporose –
die folgenschweren Irrtümer der
Osteoporose-Medizin

Ein Wegweiser zu Selbsthilfe,
Heilung und Vorsorge

Taschenbuch: 240 Seiten
zahlreiche Übersichten und Tabellen

ISBN 978-3-939865-03-2

Osteoporose ist eine gefährliche Volkskrankheit. Sie bereitet über Jahre weder Schmerzen noch Beschwerden, und wird deshalb meist unterschätzt. Unbemerkt schwindet die Knochenmasse und die Knochenstruktur löst sich auf. Die Gefahr eines verhängnisvollen Knochenbruches nimmt zu. Nicht nur alte Frauen sind betroffen, sondern zunehmend auch Männer und junge Menschen.

Osteoporose läßt sich jedoch auf einfache Weise vermeiden. Dieses Sachbuch vermittelt das Wissen für feste Knochen in der Jugend und im Alter. Das Buch gründet sich auf umfassende Recherchen der Fachliteratur. Es warnt vor schädlichen Arzneimitteln, den trügerischen Versprechen der Osteoporose-Medizin sowie vor populären, aber falschen Ernährungsempfehlungen.

Gesundheit beginnt im Kopf.
SENECA

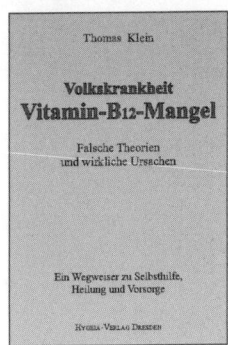

THOMAS KLEIN

Volkskrankheit
Vitamin-B12-Mangel

Über wirkliche Ursachen
und falsche Theorien

Taschenbuch: 140 Seiten

ISBN 978-3-939865-04-9

Vitamin-B$_{12}$-Mangel ist weitverbreitet und wird nur selten erkannt. Die Beschwerden und Erkrankungen können vielfältig und schwerwiegend sein, unter anderem Antriebsschwäche, Apathie und Lustlosigkeit, Anämie, Depressionen, frühzeitiges Ergrauen der Haare, beschleunigte Alterung, allgemeiner gesundheitlicher Verfall, psychische Störungen, Vergeßlichkeit, Abnahme des geistigen und körperlichen Leistungsvermögens, Demenz, Senilität, unerklärliche Schmerzen infolge einer Nervenschädigung, Mißempfindungen, Taubheitsgefühle, Hör- und Sehstörungen, Muskelzucken und Zittern, Inkontinenz, multiple Sklerose und Parkinson-Krankheit.

Bei anhaltendem Mangel ergeben sich früher oder später bleibende Schäden, weshalb bei Verdacht unverzüglich der Vitamin-B$_{12}$-Status überprüft werden sollte. Bei rechtzeitiger Diagnose und umgehender Beseitigung des Mangels sind selbst schwere Erkrankungen heilbar. Leider wird der Test viel zu selten veranlaßt und die Krankheitsursache wirkt unerkannt fort. Auch werden immer noch Analysemethoden mit hoher Fehlerwahrscheinlichkeit eingesetzt, obwohl inzwischen verläßliche Methoden Stand der Labormedizin sind.

Dieses Buch informiert über die Ursachen des Vitamin-B$_{12}$-Mangels.